ÉTUDE

SUR LES

CAUSES DE LA SURDI-MUTITÉ

BASÉE SUR LES

DOCUMENTS FOURNIS PAR LES RECENSEMENTS

de 1851, 1856, 1861, 1866

ET SUR

500 OBSERVATIONS DE SURDI-MUTITÉ

PAR

LE Dr J.-GEORGES LOUBRIEU

ANCIEN CHEF DE CLINIQUE DU DOCTEUR BLANCHET

AVEC UNE CARTE ET UNE PLANCHE LITHOGRAPHIÉES

PARIS

ADRIEN DELAHAYE, LIBRAIRE-EDITEUR

PLACE DE L'ÉCOLE-DE-MÉDECINE

1868

A LA MÉMOIRE DE MON MAÎTRE

LE Dr BLANCHET

OFFICIER DE LA LÉGION D'HONNEUR,

ANCIEN MÉDECIN EN CHEF DES SOURDS-MUETS, ETC.

Témoignage de ma profonde reconnaissance.

ÉTUDE

SUR LES

CAUSES DE LA SURDI-MUTITÉ

BASÉE SUR LES

DOCUMENTS FOURNIS PAR LES RECENSEMENTS

de 1851, 1856, 1861, 1866

ET SUR

500 OBSERVATIONS DE SURDI-MUTITÉ

DIVISION.

Nous avons divisé notre travail en deux parties :

Dans la première partie, nous étudions les causes climatériques de la surdi-mutité.

A cet effet, nous avons résumé les travaux statistiques qui ont été faits, sur ce sujet, en France, par le ministère du commerce et de l'agriculture, dans les recensements de 1851, 1856, 1861 et 1866, c'est-à-dire pendant une période de vingt années.

Dans la seconde partie, nous donnons les déductions étiologiques de cinq cents observations de surdi-mutité que nous avons recueillies pendant quatre ans, soit à l'Institution impériale des sourds-muets de Paris, soit dans les Écoles municipales des sourds-muets et aveugles fondées par le Dr Blanchet, notre maître, soit enfin à son dispensaire, pour les maladies des yeux et des oreilles.

PREMIÈRE PARTIE

Statistique des sourds-muets en France et dans quelques autres États de l'Europe.

Déductions étiologiques.

CHAPITRE PREMIER.

NOMBRE DES SOURDS-MUETS EN FRANCE, D'APRÈS LES DOCUMENTS FOURNIS PAR LES RECENSEMENTS DE 1851, 1856, 1861 ET 1866.

En 1851, le dénombrement de la population, en France, donna le chiffre 35,783,170 pour la population des 86 départements;

Sur ces 35 millions d'individus, on trouva 29,342 sujets atteints de surdi-mutité.

En comparant ces deux nombres, on trouve que le rapport des sourds-muets à la population, était alors de 82 sourds-muets pour 100,000 habitants.

En 1856, la population de la France était de 36,039,364, et le nombre des sourds-muets de 21,554; en comparant ces deux chiffres, on trouve que le rapport des sourds-muets à la population, a diminué considérablement; au lieu d'être, comme en 1851, de 82 pour 100,000 individus, elle n'était plus que de 59, pour le même nombre d'individus.

En 1861, après l'annexion à la France de trois nouveaux départements, la Savoie, la Haute-Savoie et les Alpes-Maritimes, la population recensée fut de 37,382,225, et le nombre des sourds-muets de 21,956, ce qui donne, comme en 1856, le rapport de 59 sourds-muets pour 100,000 individus. Mais, si l'on fait abstraction de la population des 3 nouveaux départements et du contingent de sourds-muets qu'ils ont donné à la France, on trouve que la population des 86 anciens départements est de 36,645,112 et que le nombre des sourds-muets de ces mêmes départements, est de 20,525, ce qui donne le rapport de 56 sourds-muets pour 100,000 individus.

En 1861, le nombre proportionnel des sourds-muets, en France, était donc moins grand qu'en 1856.

Le dernier recensement de la population, effectué en 1866 et dont les travaux ne sont pas encore publiés, a donné, pour la population de nos 89 départements, le chiffre 38.067,064, et pour la population sourde-muette, le chiffre 21,214, ce qui donne le rapport de 55 sourds-muets pour 100,000 individus. Mais si, de même que pour le recensement de 1861, nous éliminons les 3 nouveaux départements, nous trouvons, pour la population des 86 anciens départements, le chiffre 37.322,815, et pour le nombre des sourds-muets, le chiffre 20,011, d'où l'on obtient le rapport de 53 sourds-muets pour 100,000 individus.

On peut donc résumer de la manière suivante :

En 1851,	pour les 86 anciens départ.,	on trouve	82	sourds-muets	p. 100,000 indiv.
En 1856,	—	—	59	—	—
En 1861,	—	—	56	—	—
En 1866,	—	—	53	—	—
En 1861,	pour les 89 départements,	on trouve	59	sourds-muets	p. 100,000 indiv.
En 1866,	—	—	55	—	—

On voit, d'après ce court exposé, que le nombre des

sourds-muets, en France, a considérablement diminué de 1851 à 1856. Cette décroissance s'est fait également sentir, quoique d'une manière moins sensible, de 1856 à 1866.

Quelle est la cause de cette décroissance? Nous croyons qu'elle est due au progrès de la civilisation et surtout à la propagation de la vaccine, aux progrès de la thérapeutique, à l'amélioration du régime hygiénique, et à l'aisance qui tend à se répandre, dans les classes les moins fortunées.

CHAPITRE II.

CLASSIFICATION DES SOURDS-MUETS D'APRÈS LA STATISTIQUE GÉNÉRALE. LEUR RÉPARTITION SUIVANT LES SEXES.

La statistique générale du ministère de l'agriculture et du commerce divise les sourds-muets en trois catégories :

Dans la première catégorie, elle place les sourds-muets de naissance;

Dans la deuxième, les sourds-muets qui ont perdu l'ouïe après la naissance;

Dans la troisième, ceux pour lesquels la distinction précédente n'a pu être établie.

En 1856, le nombre des sourds-muets dits de naissance était de 16,207, et celui des sujets devenus sourds-muets après la naissance était seulement de 4,201;

En 1861, les sourds-muets dits de naissance étaient au nombre de 15,919, tandis que le nombre des sourds-muets devenus tels après la naissance était de 5,229;

En 1866, les sourds-muets dits de naissance sont au

nombre de 15,296, et les sourds-muets devenus tels après la naissance sont au nombre de 5,234.

En résumant ces quelques chiffres, on trouve que, d'après la statistique officielle, sur 100 sourds-muets, 73 sont considérés comme sourds de naissance, 23 comme ayant perdu l'ouïe et la parole après la naissance, et enfin il reste 4 sujets pour lesquels la distinction précédente n'a pu être établie.

La surdi-mutité congénitale serait donc, d'après ces chiffres, trois fois plus fréquente que la surdi-mutité accidentelle.

Dans le cadre des sourds-muets de naissance, l'administration a sans doute compris tous les sujets dont l'infirmité remontait aux deux ou trois premières années de la vie. On ne peut expliquer, d'une autre manière, le nombre considérable des sourds-muets de naissance, dans les tableaux officiels.

Dans la seconde partie de notre travail, nous démontrerons que les sourds-muets de naissance sont au contraire fort peu nombreux, et que la plupart de ceux que l'on considère comme tels sont devenus sourds, dans les premiers mois ou les premières années de la vie, à la suite de quelque maladie.

Sexe. – Dans la statistique générale, la division des sourds-muets, suivant le sexe, a donné le résultat suivant :

En 1856, le nombre total des sourds-muets, en France, se décomposait en 12,236 garçons et 9,318 filles.

En 1861, sur 21,956 sourds-muets, 12,447 étaient du sexe masculin et 9,509 du sexe féminin.

En 1866, 11,894 sont du sexe masculin et 9,320 du sexe féminin.

En tirant les rapports de ces chiffres et prenant la

moyenne des trois recensements, on trouve qu'il y a 77 femmes contre 100 hommes, ou environ 3 femmes contre 4 hommes atteints de surdi-mutité.

Cette différence provient, sans doute, de l'excès des naissances masculines, sur les naissances féminines; en effet, les naissances annuelles des garçons surpassent de 1/16 le nombre total des naissances des filles; mais cette explication ne nous paraît pas suffisante, car si, d'un côté, il naît annuellement plus de garçons que de filles, d'un autre côté, les décès des garçons sont annuellement plus nombreux que les décès des filles : ainsi, chaque année, 73 décès masculins correspondent, en moyenne, à 72 décès féminins.

La mortalité des garçons étant plus grande que celle des filles, il est probable que les maladies de l'enfance pouvant déterminer la surdi-mutité sont plus fréquentes chez les garçons que chez les filles, ce qui contribuerait à expliquer pourquoi les hommes sont plus souvent atteints de surdi-mutité que les femmes.

Nous pourrions ajouter que les maladies fœtales sont plus nombreuses chez les garçons que chez les filles : pour s'en convaincre, il suffit de jeter les yeux sur les tableaux des enfants mort-nés, ou décédés avant la déclaration de naissance, pendant ces dernières années : pour ne citer que l'année 1864, on trouve 46,641 enfants mort-nés, ou décédés avant la déclaration de naissance; ce nombre se décompose en 27,790 garçons et 18,851 filles, ce qui donne le rapport 3 : 2; c'est-à-dire que sur 5 enfants mort-nés, il en est 3 du sexe masculin et 2 du sexe féminin.

Le sexe masculin est aussi plus souvent atteint d'idiotie et de crétinisme que le sexe féminin : le rapport est de 129 hommes contre 100 femmes.

Il en est de même de la cécité plus fréquente chez les hommes que chez les femmes.

L'aliénation mentale est, au contraire, plus fréquente chez les femmes que chez les hommes dans le rapport de 100 : 91, c'est-à-dire de 100 femmes contre 91 hommes.

Afin de rendre plus clair l'exposé qui précède, nous résumons dans le tableau suivant le résultat des trois derniers recensements :

TABLEAU 1er

Nombre des sourds-muets, en France, d'après les recensements de 1856-1861-1866.

	SEXE MASCULIN.			SEXE FÉMININ.			LES DEUX SEXES.		
	1856.	1861.	1866.	1856.	1861.	1866.	1856.	1861.	1866.
Sourds-muets dits de naissance.	9.256	9.136	8.664	6.951	6.783	6.632	16.207	15.919	15.296
Sourds-muets devenus tels après la naissance.	2.360	2.868	2.862	1.844	2.361	2.372	4.20.	5.229	5.234
Sourds-muets pour lesquels cette distinction n'a pas été établie...	620	443	368	526	365	316	1.146	808	684
TOTAUX....	12.236	12.447	11.894	9.318	9.509	9.320	21.554	21.956	21.214

CHAPITRE III.

RÉPARTITION PROPORTIONNELLE DES SOURDS-MUETS EN FRANCE, D'APRÈS LE RECENSEMENT DE 1861 ET 1866. — DÉDUCTIONS ÉTIOLOGIQUES.

Pour donner plus de certitude à nos recherches statistiques sur la répartition des sourds-muets, suivant les différentes régions de la France, nous avons, prenant d'abord les chiffres du recensement de 1861 et comparant la population sourde-muette à la population totale, recherché combien, dans chaque département, on compte d'habitants pour un sourd-muet.

Nous avons fait le même travail pour le recensement de 1866, et nous avons tiré la moyenne des deux résultats obtenus.

D'après ces moyennes, nous avons ensuite classé les départements en cinq groupes, suivant que le nombre d'habitants pour un sourd-muet va croissant.

Le premier groupe comprend les départements qui ont 1 sourd-muet sur 300 à 1200 habitants.

Le deuxième groupe, ceux qui ont 1 sourd-muet sur 1200 à 1600 habitants.

Le troisième, ceux qui ont 1 sourd-muet sur 1200 à 2,000 habitants.

Le quatrième, ceux qui ont 1 sourd-muet sur 2,000 à 2,500 habitants.

Enfin, le cinquième groupe comprend les départements qui ont 1 sourd-muet sur 2,500 à 8,000 habitants.

Nous avons ensuite dressé une carte de France dans laquelle chacun de ces cinq groupes est colorié en une teinte différente. On peut ainsi voir d'un seul coup d'œil et sans recherche, quelles sont les régions de la France où la surdi-mutité fait le plus de victimes, et celles qui sont le plus épargnées.

Dans chaque département nous avons inscrit le chiffre indiquant combien, suivant les recensements de 1861 et de 1866, l'on y compte d'habitants contre 1 sourd-muet.

Influence de l'altitude sur le développement de la surdi-mutité. — Les sourds-muets, en France, comme on peut

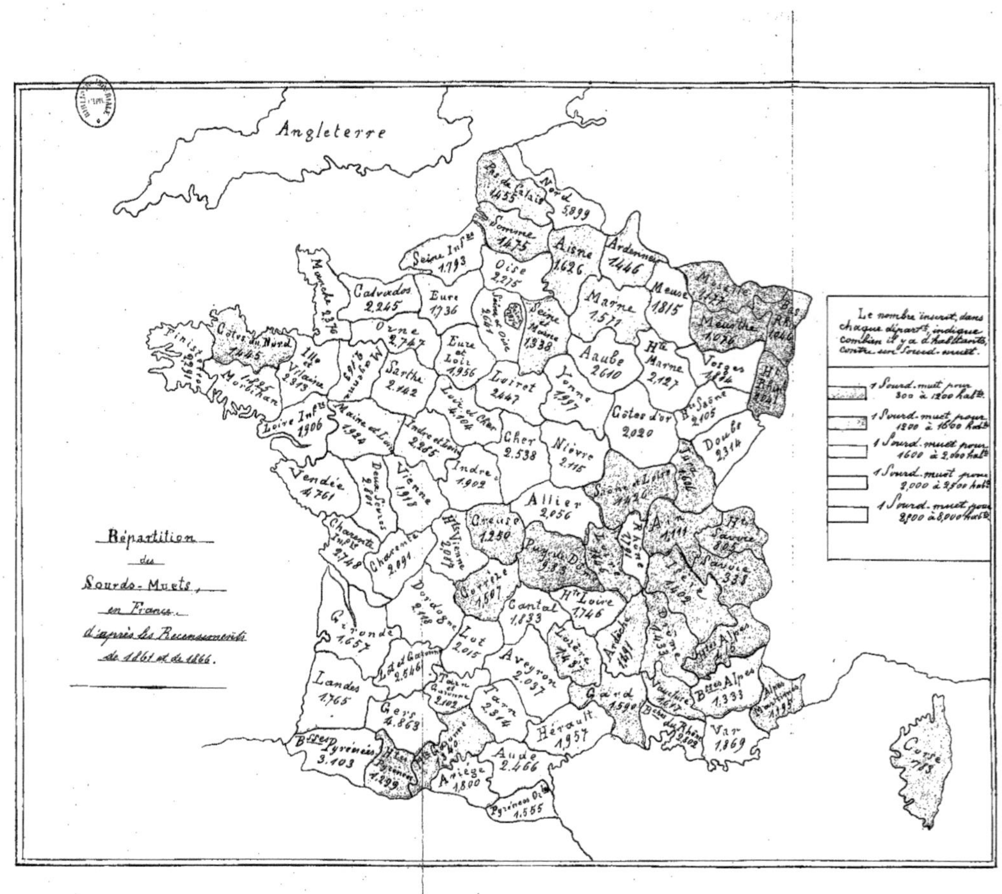
Répartition
des
Sourds-Muets,
en France.
d'après les Recensements
de 1861 et de 1866.
Le nombre inscrit, dans chaque départ.t, indique combien il y a d'habitants, contre un Sourd-muet.
1 Sourd-muet pour 300 à 1200 hab.ts
1 Sourd-muet pour 1200 à 1600 hab.ts
1 Sourd-muet pour 1600 à 2,000 hab.ts
1 Sourd-muet pour 2,000 à 2,500 hab.ts
1 Sourd-muet pour 2,500 à 8,000 hab.ts
Angleterre
Nord 5,899
Somme 1,475
Seine Infre 1,793
Aisne 1,626
Ardennes 1,446
Oise 2,275
Calvados 2,245
Eure 1,736
Seine et Marne 1,338
Marne 1,571
Meuse 1,815
Meurthe 1,076
Côtes du Nord 1,445
Orne 2,747
Eure et Loir 1,956
Sarthe 2,462
Loiret 2,447
Yonne 1,897
Aube 2,610
Vosges
Vendée 4,761
Indre 1,902
Cher 2,538
Nièvre 2,115
Côtes d'or 2,020
Doubs 2,314
Allier 2,056
Creuse 1,230
Landes 1,765
Gers 4,868
Cantal 1,823
Aveyron 2,037
Lot 2,015
Tarn 2,314
Hérault 1,957
Aude 2,466
Ariège 1,800
Var 1,869
Corse

s'en convaincre, en jetant les yeux sur la carte qui précède, sont beaucoup plus nombreux dans les régions de l'est que dans celles de l'ouest.

La cause de cette différence réside dans la configuration du sol plus montagneux et plus élevé, au-dessus du niveau de la mer à l'est qu'à l'ouest.

Les 12 départements qui ont relativement le plus de sourds-muets sont : la Savoie, la Haute-Savoie, les Hautes-Alpes, les Alpes-Maritimes, l'Ain, situés sur la grande chaîne des Alpes ; la Moselle, la Meurthe, le Haut-Rhin, le Bas-Rhin, situés sur la chaîne des Vosges ; le Puy-de-Dôme et la Creuse situés sur le plateau de l'Auvergne ; et enfin la Corse dont le sol est des plus montagneux.

La moyenne des sourds-muets pour ces 12 départements est de 1 sur 935 habitants, et la moyenne de l'altitude de ces mêmes départements au-dessus du niveau de la mer, en prenant le point le plus élevé du département, est de 510 mètres.

Les 12 départements qui ont le moins de sourds-muets sont : le Nord, le Gers, la Vendée, le Loir-et-Cher, les Basses-Pyrénées, la Charente-Inférieure, les Bouches-du-Rhône, les Deux-Sèvres, l'Aube, la Seine-et-Oise, le Cher, le Lot-et-Garonne (1). La moyenne des sourds-muets, pour ces 12 départements, est de 1 pour 3,434 habitants, et la moyenne de leur altitude, au-dessus du niveau de la mer, en prenant le point le plus élevé de chacun de ces départements, est de 159 mètres.

Il résulte de cette comparaison, que les 12 premiers départements qui sont trois fois plus élevés au-dessus du

(1) Ici nous ne fasions pas figurer le département de la Seine, qui, à cause de sa faible étendue, doit se trouver en dehors de toute comparaison relative à la configuration du sol et à l'altitude.

niveau de la mer que les 12 derniers, ont trois fois plus de sourds muets que ceux-ci.

En comparant entre elles les autres séries de départements, on arrive, sauf quelques exceptions, au même résultat. On est donc en droit de conclure que l'altitude au-dessus du niveau de la mer, influe sur le developpement de la surdi-mutité.

Nous ne croyons pas toutefois que cette influence soit due à la raréfaction de l'air et à une pression barométrique moins forte dans les lieux élevés ; nous croyons plutôt que c'est la configuration du sol et la misère des habitants que l'on doit accuser :

Que l'on considère, en effet, les chaînes des Alpes, des Cévennes ou des Vosges, on verra aux pieds des montagnes, enfouis dans des ravins humides, de malheureux villages privés d'air et de lumière. La vie de l'homme dans ces stériles contrées est une lutte incessante contre les rigueurs de la nature : âpreté du climat, travail excessif, nourriture malsaine et souvent insuffisante, habitations insalubres, malpropreté, tout concourt à faire dégénérer l'organisme. Si à ces causes on ajoute la puissance pathogénique de l'hérédité, on ne doit pas être étonné de trouver, dans ces contrées, une population vouée à toutes les infirmités, au goître, au crétinisme, à la surdi-mutité.

Industrie. — Pays agricoles, pays maritimes. — Les départements industriels, en France, ont beaucoup moins de sourds-muets que les départements agricoles : le département du Nord qui est si industriel ne compte que 1 sourd-muet sur 5,899 habitants ; le département de la Seine, 1 sur 7,876 habitants ; le Rhône lui-même, malgré sa position élevée au-dessus du niveau de la mer, malgré la configuration montagneuse de son sol, ne partage pas le sort des départements qui l'avoisinent et compte 1 sourd-muet sur 1791 habitants.

Le voisinage de la mer ne paraît avoir aucune influence sur le développement de la surdi-mutité : sur le littoral de la Manche, on ne trouve, en effet, que les départements du Pas-de-Calais, de la Somme et des Côtes-du-Nord dont le nombre proportionnel des sourds-muets, soit un peu au-dessus de la moyenne générale ; sur le littoral du grand Océan le nombre proportionnel des sourds-muets, dans tous les départements baignés par la mer est au-dessous de cette moyenne.

CHAPITRE IV.

ÉTUDE COMPARATIVE SUR LA RÉPARTITION DES SOURDS-MUETS, DES IDIOTS ET CRÉTINS, DES GOITREUX, DES SCROFULEUX ET DES ALIÉNÉS EN FRANCE.

Suivant les résultats statistiques du Ministère du commerce et de l'agriculture, les départements qui ont le plus de sourds-muets sont aussi généralement ceux qui ont le plus de goîtreux, d'idiots et de crétins.

Goîtreux. — En 1851, on comptait, en France, 42,382 goîtreux, soit 118 pour 100.000 habitants; en 1861, on en a trouvé 43,872 ou 117 pour 100,000 habitants. En éliminant le contingent des trois départements annexés, qui est de 7,635, on constate que les 86 anciens départements ne comprenaient, en 1861, que 36,243 goîtreux, ce qui réduit le rapport à 99 pour 100,000 individus.

Pendant l'espace de dix ans, il y a donc eu une diminution de 19 pour 100,000.

Les vingt départements qui, en 1861, avaient le plus de goîtreux étaient (nombre de goîtreux pour 100,000 habitants) :

Savoie	2.188	Aveyron	323
Hautes-Alpes	860	Lot	313
Hautes-Pyrénées	509	Jura	309
Haute-Savoie	504	Aisne	288
Vosges	440	Moselle	276
Basses-Alpes	433	Isère	275
Cantal	383	Pyrénées-Orientales	256
Haute-Loire	373	Lozère	244
Ardèche	338	Loire	222
Puy-de-Dôme	334	Alpes-Maritimes	207

Tous ces départements, à l'exception du Lot, figurent au premier rang pour le nombre des sourds-muets.

Idiots et crétins. — Quant aux idiots et crétins, leur proportion est aussi très-considérable dans les pays montagneux, où dominent le goître et la surdi-mutité.

Voici, pour les trente départements les plus chargés, le nombre d'idiots et crétins pour 100,000 habitants (recensement de 1861.)

Savoie	1.421	Aisne	136
Hautes-Alpes	396	Sarthe	136
Côtes-du-Nord	260	Meuse	133
Ariège	215	Calvados	130
Hautes-Pyrénées	199	Indre	129
Haute-Savoie	180	Marne	128
Basses-Alpes	160	Pyrénées-Orientales	128
Bas-Rhin	157	Loire	127
Côte-d'Or	156	Haut-Rhin	127
Alpes-Maritimes	153	Ardennes	126
Puy-de-Dôme	145	Indre-et-Loire	126
Meurthe	144	Isère	125
Nièvre	143	Haute-Saône	123
Yonne	142	Oise	121
Maine-et-Loire	141	Pas-de-Calais	121

Scrofuleux. — Il eût été intéressant de comparer les sourds-muets, quant à leur mode de répartition, avec les sujets atteints de scrofule ; mais la statistique du Ministère du commerce et de l'agriculture ne parle pas de ces derniers.

Pour avoir, à ce sujet, quelques renseignements, nous avons consulté les comptes-rendus des conseils de révision pour le recrutement militaire, et nous avons pu nous convaincre qu'il n'existe aucune relation dans la répartition de la surdi-mutité et de la scrofule en France (voir page 26).

Aliénés. — Il n'existe non plus aucune analogie dans la répartition proportionnelle des aliénés et des sourds-muets.

Les vingt départements qui ont le plus d'aliénés sont : Maine-et-Loire, Seine, Savoie, Seine-Inférieure, Haute-Savoie, Rhône, Nièvre, Côte-d'Or, Meurthe, Bouches-du-Rhône, Calvados, Eure, Yonne, Mayenne, Sarthe, Ille-et-Vilaine, Drôme, Cantal, Meuse, Vosges.

On voit que les départements à grandes agglomérations de population, tels que la Seine, le Rhône, les Bouches-du-Rhône, sont classés au premier rang pour le nombre d'aliénés, tandis qu'ils figurent aux derniers rangs pour le nombre des sourds-muets.

Voici, en résumé, le nombre des sourds-muets, des goîtreux, des idiots et crétins et des aliénés, en France, d'après le recensement de 1861 :

SOURDS-MUETS.		GOÎTREUX.		IDIOTS ET CRÉTINS.		ALIÉNÉS.	
Sexe masc.	Sexe fémin.	Sexe masc.	Sexe fémin.	Sexe masc.	Sexe fémin.	Sexe masc.	Sexe fémin
12.447	9.509	14.866	20.112	23.407	18.118	20.372	22.347

CHAPITRE V.

NOMBRE DES SOURDS-MUETS DANS QUELQUES ÉTATS D'EUROPE.

D'après les derniers recensements, les Etats de l'Europe qui ont, relativement à leur population, le plus grand nombre de sourds-muets, sont la Prusse et la Suède ; ceux qui en ont le moins sont la Hollande, la France et la Saxe.

Nous donnons dans le tableau suivant les renseignements statistiques qu'il nous a été possible d'obtenir à ce sujet.

TABLEAU II.

États.	Époques du recensement.	Nombre des sourds-muets pour 100,000 individus.
Hollande (moins le Luxembourg)	1859	38
France	1861	59
Saxe	1861	61
Angleterre et pays de Galles	1861	61
Iles du détroit	1861	61
Espagne	1861	63
Suède	1855	73
Prusse	1861	77

DEUXIÈME PARTIE

Déductions étiologiques tirées de 500 observations de surdi-mutité.

CHAPITRE Ier.

DIVISION DES SOURDS-MUETS EN SOURDS-MUETS DE NAISSANCE, ET SOURDS-MUETS DEVENUS TELS APRÈS LA NAISSANCE.

Nous avons vu dans la première partie de notre travail (page 9), qu'en prenant la moyenne des recensements de 1856, de 1861 et de 1866, on trouve que sur 100 sourds-muets, 73 sont considérés comme sourds de naissance.

Cette proportion n'est pas exacte, et l'erreur résulte de la confusion que l'on a faite entre les sourds de naissance et ceux qui le sont devenus en bas âge, à la suite de quelque maladie.

Cette confusion est regrettable, au point de vue de la prophylaxie et du traitement de la surdi-mutité ; elle éloigne, en effet, l'idée des mesures préventives et fait regarder comme incurables un grand nombre de cas de surdi-mutité, dans lesquels l'art pourrait être d'un vrai secours.

Quant à nous, sur 500 cas de surdi-mutité, nous avons

trouvé seulement 155 cas, dans lesquels nous n'avons pu rattacher cette infirmité à aucune maladie ; ce qui donnerait le rapport 31 pour 100. Nous croyons que ce rapport est encore au-dessus de la vérité et que s'il nous était possible d'avoir des renseignements complets, sur ces 155 cas de surdité que nous sommes forcés de regarder comme congénitale, nous trouverions parmi eux quelques sujets qui ont entendu dans leur enfance, et qui ont perdu l'ouïe à la suite d'une maladie.

Le rapport que nous avons obtenu ne diffère pas seulement de celui que présente la statistique officielle, il diffère aussi de celui qu'on obtient généralement, en relevant les dossiers des sourds-muets des institutions. Cette différence provient de ce que ces dossiers renfermant les déclarations écrites des parents sont souvent incomplets ou inexacts :

Pendant quatre années, nous avons assisté à l'entrée des élèves de l'Institution de Paris, et nous avons lu les feuilles d'entrée des jeunes nouveaux, feuilles contenant des questions et des réponses relatives à leur infirmité ; nous avons ensuite interrogé les parents, et très-souvent nous avons obtenu d'eux des réponses différentes de celles qu'ils avaient faites sur la feuille d'admission : les uns, en effet, croient que tout enfant qui n'a jamais parlé doit être considéré comme sourd-muet de naissance, bien que dans son enfance, il ait donné des preuves d'audition ; les autres, persuadés que, seuls, les sourds de naissance sont admis à l'Institution comme boursiers, déclarent, à tort, que l'infirmité de leur enfant est congénitale ; d'autres enfin, regardant ce questionnaire comme une simple formalité, négligent de donner des réponses précises.

Nous ne nous sommes donc pas borné à compulser les

dossiers des élèves de l'Institution impériale et des écoles municipales de Paris; nous avons vu et examiné les enfants, interrogé les parents avec le plus grand soin, et nous avons basé notre travail sur les renseignements qu'ils nous ont fournis.

Voici le tableau résumé de ces 500 cas, classés suivant l'âge auquel les sujets ont été frappés de surdité.

TABLEAU III.

Sourds de naissance		155
Devenus sourds (1).		
De 1 à 6 mois	41	
De 6 mois à 1 an	46	
De 1 an à 1 an et demi	46	
De 1 an et demi à 2 ans	25	
De 2 ans à 2 ans et demi	22	
De 2 ans et demi à 3 ans	11	
De 3 à 4 ans	23	
De 4 à 5 ans	24	
De 5 à 6 ans	18	
De 6 à 7 ans	20	
A 8 ans	7	
A 9 ans	4	
A 10 ans	2	
Époque indéterminée	22	311
	311	
Cas douteux		34
Total		500

Remarque. Parmi les 155 cas de surdi-mutité congénitale, que nous avons trouvés dans nos 500 observations, quelques-uns sont attribués à la consanguinité des parents; quelques autres à l'hérédité; mais il en

(1) La plupart des enfants devenus sourds de 3 à 10 ans ont perdu l'usage de a parole, faute d'être exercés à l'articulation.

est un grand nombre dont il est impossible de saisir la cause, nous citerons ici deux de ces cas :

187e Obs. — B.... né à Saint-Chef (Isère), village situé entre deux coteaux, sec et bien aéré, est déclaré sourd de naissance. Son père et sa mère, âgés de 26 ans, au moment de sa naissance, étaient cultivateurs à Saint-Chef; ils étaient bien constitués et n'avaient, disaient-ils, jamais été sérieusement malades.

Ils ne croyaient pas qu'il y eût jamais eu de sourd-muet parmi leurs ascendants. Ils ont eu cependant 9 enfants, dont 6 n'ont jamais entendu ni parlé. Les trois premiers sont sourds-muets de naissance; le 4e entend et parle; les trois suivants sont sourds-muets de naissance; les deux derniers entendent et parlent.

92e Obs. M.... né à Saint-Germain en Laye, déclaré sourd-muet de naissance. Le père et la mère de ce sourd-muet, âgés de 36 et 31 ans au moment de sa naissance, étaient bien constitués. Ils n'avaient pas connaissance qu'il y eût jamais eu de sourds-muets dans leur famille. Ils ont eu *huit enfants tous sourds-muets de naissance;* quatre d'entre eux sont morts : une fille est morte d'une maladie du cœur; une du choléra; une, de convulsions; la 4e est morte en nourrice. Le sourd-muet dont il est ici question est élève de l'Institution de Paris, il est bien portant, très-vigoureux et intelligent.

Parmi nos 500 observations, nous avons trouvé un cas d'absence du pavillon de l'oreille, avec imperforation du conduit auditif externe, chez un enfant de 2 mois.

Nous devons noter aussi un cas de bec-de-lièvre, avec division du voile du palais accompagnant la surdi-mutité, chez un jeune enfant des écoles communales; cet enfant avait un frère qui entendait bien, mais qui parlait difficilement à cause de la division du voile du palais et de la voûte palatine, dont il était atteint depuis sa naissance.

CHAPITRE II.

CAUSES PRÉDISPOSANTES DE LA SURDI-MUTITÉ.

Les causes prédisposantes de la surdi-mutité sont de trois ordres :

1° Celles qui tiennent aux influences climatériques et aux conditions diverses, au milieu desquelles l'enfant naît et se développe ;

2° Celles qui tiennent à la constitution de l'enfant.

3° Celles qui tiennent à l'hérédité ;

4° Enfin, celles qui tiennent aux unions entre consanguins.

§ I.

Influences climatériques ; villes et campagnes ; profession des parents.

A. *Influences climatériques.* — Sur 500 sourds-muets :

178	sont nés dans des pays	montagneux.
211	—	de plaine.
59	—	humides.
52	—	marécageux.

Ici l'altitude, ne paraît pas avoir influé sur le développement de la surdi-mutité. Nous devions nous attendre à ce résultat, car la majeure partie des enfants qui ont été l'objet de ce travail, appartiennent à des départements voisins de la Seine (1).

La statistique générale peut seule éclairer la question ;

(1) Les 500 sourds-muets dont il est ici question sont répartis de la manière suivante : 59 sont de Paris, 30 de la banlieue, 20 de Seine-et-Oise, 18 de la Gironde, 17 de Seine-et-Marne, 15 de l'Yonne, 14 de l'Indre, 14 de l'Oise, 12 de la Seine-Inférieure, 11 de l'Allier, 11 de la Somme, 11 de l'Eure, 10 du Finistère, 10 de la Nièvre,

or, nous avons vu dans la carte que nous avons dressée (page 12), que les pays montagneux ont relativement plus de sourds-muets que les pays de plaine.

L'humidité et l'imperméabilité du sol étant de nature à engendrer la scrofule, sont aussi, sans doute, une cause prédisposante de surdi-mutité; cependant sur 500 sujets atteints de surdi-mutité, 111 seulement sont nés dans des pays humides ou marécageux.

B. *Villes et campagnes; industrie; agriculture.* — La campagne produit relativement un nombre beaucoup plus considérable de sourds-muets que les villes; ainsi, sur 500 sourds-muets que nous avons examinés, les 4/5 appartiennent à la campagne et 1/5 seulement, aux villes. Nous avons vu du reste, dans la première partie de notre travail, que les départements à grandes agglomérations d'habitants et à grands centres industriels, tels que la Seine, le Nord, les Bouches-du-Rhône, le Rhône, etc., possèdent moins de sourds-muets que les départements agricoles.

C. *Professions; état de fortune des parents.* — La moitié environ des sourds-muets que nous avons observés appartiennent à des parents pauvres occupés, aux travaux des champs (journaliers, agriculteurs, vigne-

9 du Cher, 8 de la Marne, 7 de la Charente, 7 de la Charente-Inférieure, 7 de la Côte-d'Or, 7 d'Indre-et-Loire, 6 du Puy-de-Dôme, 6 de la Creuse, 6 des Basses-Pyrénées, 6 de la Haute-Saône, 6 de Saône-et-Loire, 5 de l'Aube, 6 de la Moselle, 5 de la Dordogne, 5 d'Eure-et-Loire, 4 du Rhône, 4 de la Corrèze, 4 de la Manche, 4 des Landes, 4 du Morbihan, 4 des Deux-Sèvres, 4 de l'Isère, 4 de la Corse, 4 du Loir-et-Cher, 4 de l'Aisne, 4 du Doubs, 4 de la Haute-Marne, 4 du Calvados, 4 du Loiret, 4 de la Mayenne, 4 du Lot, 4 de l'Ain, 3 des Hautes-Pyrénées, 3 du Gard, 3 de la Haute-Vienne, 3 d'Ille-et-Vilaine, 3 de la Meurthe, 3 de la Drôme, 3 du Lot-et-Garonne, 3 du Nord, 3 du Jura, 3 de l'Orne, 3 de la Loire, 3 des Vosges, 2 des Hautes-Pyrénées, 2 de la Vendée, 2 de Varsovie, 2 de la Sarthe, 2 des Pyrénées-Orientales, 2 du Var, 2 du Pas-de-Calais, 1 de la Savoie, 1 de la Haute-Garonne, 1 de la Guadeloupe, 1 de l'Algérie, 19 à domiciles indéterminés.

rons, etc); les 2/6 sont nés ou d'artisans (tailleurs, cordonniers, tisserands etc.), ou de petits commerçants (épiciers, marchands, etc.); 1/6 est né de parents aisés, à professions libérales, ou rentiers.

La misère, le défaut de soins et pour ainsi dire l'abandon auquel sont condamnés la plupart des enfants des pauvres cultivateurs, expliquent suffisamment pourquoi on trouve le plus grand nombre de sourds-muets dans cette classe de la société.

§ II.

Constitution des sourds-muets.

La scrofule est-elle une des causes les plus fréquentes de la surdi-mutité?

Le Dr Triquet dans son Traité des maladies de l'oreille (1) prétend que presque *tous* les sourds offrent des marques non équivoques du tempérament lymphatique et strumeux ; il partage, quant aux sourds-muets, l'opinion du Dr Billeter qui n'hésite pas à affirmer que la surdi-mutité n'est qu'une des manifestations de la scrofule. « Il suffit, dit le Dr Triquet, de visiter une école de « sourds-muets pour être convaincu des propositions « précédentes, en voyant le grand nombre de sujets qui « présentent le type du scrofuleux ».

Cette proposition quelque affirmative qu'elle soit, nous paraît des plus exagérées.

Il peut en être ainsi des sourds-muets de la Suisse, de la Savoie, des Hautes-Alpes, etc., êtres incomplets qui, le plus souvent, ne sont pas seulement sourds-muets, mais qui sont encore atteints de crétinisme, d'idiotie, de goître ou de scrofule; mais la grande généralité

(1) Page 479.

des sourds-muets, tels qu'on les rencontre dans toutes les régions de la France, tels surtout qu'on les voit dans les Institutions, ne présentent pas ce type strumeux signalé par les Drs Billeter et Triquet.

En 1866, nous avons assisté à l'examen de 100 élèves de l'Institution de Paris, fait par le Dr Blanchet, au point de vue de la constitution et du tempérament, et voici le résultat de cet examen :

30	sujets étaient	lymphatiques.
20	—	lymphatico-sanguins.
16	—	sanguins.
8	—	nerveux.
4	—	nervoso-sanguins.
4	—	bilieux.
8	—	scrofuleux.
7	—	anémiques.
3	—	tuberculeux.

Nous avons examiné, au même point de vue, 100 élèves entendants-parlants des écoles communales : ces derniers enfants, natifs de Paris, pour la plupart, nous ont paru moins fortement constitués que les 100 sourds-muets de l'Institution, dont le plus grand nombre est de la campagne, et aussi souvent qu'eux, entachés de scrofule.

Si, comme l'avancent les Drs Billeter et Triquet, la surdi-mutité n'était qu'une des manifestations de la scrofule, il est hors de doute que les départements, en France, qui ont le plus de scrofuleux, seraient aussi ceux qui auraient le plus de sourds-muets; or, si l'on consulte les comptes rendus du conseil de révision du ministère de la guerre, et si l'on calcule, pour chaque département, le nombre des sujets réformés pour cause de scrofule, pendant dix ans, par exemple; si, d'autre part, on fait le même travail pour les sujets réformés pendant le même nombre d'années pour cause de surdi-mutité, on trouve qu'il n'existe aucun rapport entre la répartition des sujets scrofuleux, en France, et celle des sourds-muets. Les départements où se trouvent les plus grandes villes, les plus fortes agglomérations de population, sont ceux qui ont le moins de sourds-muets, d'idiots et de crétins, et, au contraire, le plus de scrofuleux ; ainsi, la Seine, qui est le département qui a le moins de sourds-muets, est au contraire au premier rang pour le nombre des scrofuleux; le Rhône lui-même qui, malgré son altitude, a relativement peu de sourds-muets, est classé au vingt-quatrième rang pour le nombre des scrofuleux.

Du reste, sur 311 cas de surdi-mutité accidentelle que nous avons observés, nous avons trouvé seulement 22 cas dans lesquels la surdi-mutité avait eu pour cause des accidents de scrofule.

Développement organique des sourds-muets. — En 1865 et 1866, nous nous sommes livré, sous la direction du Dr Blanchet, à quelques recherches sur le développement organique des sourds-muets comparativement aux enfants entendants-parlants.

Nous avons mesuré : 1° la taille; 2° les diamètres de la tête ; 3° l'angle facial, sur environ 300 sourds-muets. Nous avons pris les mêmes mesures sur un égal nombre d'enfants entendants-parlants des écoles communales de Paris.

Le résultat de cette comparaison nous a démontré qu'il n'existe aucune différence appréciable quant à la taille, aux diamètres de la tête et à l'angle facial, entre les sourds-muets et les entendants.

Nous devons cependant noter que les jeunes sourds-muets arrivés depuis peu à l'Institution, sont un peu plus grands et un peu plus forts que les entendants de leur âge des écoles communales de Paris. Cette légère différence provient sans doute de ce que les premiers sont nés et ont passé les premières années de leur vie à la campagne, tandis que les derniers sont nés et se sont développés dans une grande ville.

Nous donnons, dans le tableau qui suit, la moyenne des mesures que nous avons prises sur les sourds-muets. Nous ne donnerons pas les moyennes obtenues sur les enfants entendants. Elles diffèrent trop peu pour qu'il nous paraisse utile de les reproduire.

TABLEAU IV.

Moyenne des mesures prises sur les sourds-muets de l'Institut de Paris en 1865 et 1866.

MOYENNES	ENFANTS âgés de 8 à 10 ans.	ENFANTS âgés de 11 et 12 ans.	ENFANTS âgés de 13 et 14 ans.	ENFANTS âgés de 15 et 16 ans.	ENFANTS âgés de 17 et 18 ans.	ÉLÈVES âgés de 19 et 20 ans.
de la taille	1m.25	1m.32	1m.40	1m.48	1m.60	1m.66
de la circonférence de la tête.	0. 514	0.523	0. 526	0. 526	0. 535	0. 555
du diamètre antéro-postér.	0. 174	0. 175	0. 180	0. 182	0. 185	0. 192
— oblique	0. 170	0. 171	0. 176	0. 178	0. 182	0. 187
— transverse	0. 144	0. 146	0. 145	0. 150	0. 150	0. 151
de l'angle facial	80°	78°	78°	77°	77°	77°
Intelligence (1)	4. 73	5. 80	6. 35	6. 70	6. 94	7

(1) Le maximum étant représenté par 10 et le minimum par 1.

Les moyennes de l'intelligence ont été obtenues d'après les notes des professeurs. Suivant ces mêmes notes, on trouve que l'intelligence des sourds-muets dits de naissance est un peu inférieure à celle des sourds-muets devenus tels après la naissance. Nous avons aussi recueilli les notes des professeurs de dessin, et nous avons trouvé (le maximum étant 10, le minimum étant 1) que la note moyenne pour l'aptitude au

§ III.

HÉRÉDITÉ.

1° *Age des parents.* — La moyenne de l'âge du père et de la mère, au moment de la naissance de leurs enfants sourds-muets, sur 500 cas, est de :

33 ans pour le père. — 29 ans pour la mère.

Pour les sourds-muets dits de naissance, la moyenne est de :

32 ans pour le père. — 28 ans pour la mère.

Pour les sourds-muets dits de naissance, dont le père et la mère sont consanguins, la moyenne est de :

32 ans pour le père. — 27 ans pour la mère.

Il n'est donc pas probable que l'âge avancé des parents influe sur le développement de la surdi-mutité, puisque, dans 500 cas, la moyenne de l'âge des conjoints est normale.

2° *Quelle est l'influence de l'hérédité sur la production de la surdi-mutité?* — Nous possédons un si grand nombre d'observations de sourds-muets nés de parents atteints d'affections cérébrales diverses, d'hystérie, d'épilepsie, de surdité, de surdi-mutité, de bégaiement, qu'il

dessin des sourds-muets d'origine accidentelle est de 6,6, tandis que celle des sourds-muets de naissance est de 5,3.

Quant aux notes des maîtres de gymnastique, nous avons trouvé, en les comparant aux notes des professeurs, que l'intelligence est en raison directe de la force physique : en effet, les élèves dont la force physique est représentée par les chiffres supérieurs 6, 7, 8, 9 et 10, ont une moyenne d'intelligence représentée par 6. Les élèves dont la force physique est représentée par les chiffres inférieurs 0, 1, 2, 3, 4, 5, ont une moyenne d'intelligence représentée par 4 1/2.

ne nous est pas permis de douter que l'hérédité ne joue un grand rôle dans le développement de la surdi-mutité.

Sur 155 cas de surdi-mutité dite congénitale, nous en trouvons environ 50 dans lesquels la surdi-mutité paraît avoir eu pour origine un vice constitutionnel des parents.

Nous donnons ici le résumé succinct de quelques-uns de ces cas.

30e Obs. — Les époux O..., manœuvriers à Courgenay (Yonne), étaient d'une bonne santé. La femme était fille d'un sourd-muet de naissance : elle-même était sourde de naissance, mais incomplétement; elle percevait les sons graves et entendait même la voix : elle n'était pas muette. Elle avait un cousin germain sourd-muet de naissance. Cette femme, fille de sourd-muet et sourde elle-même eut 5 enfants : deux étaient sourds de naissance.

86e Obs. — Les époux F..., cultivateurs à Boucé (Allier), ont eu 6 enfants : deux sont morts en bas âge : des quatre survivants, deux sont sourds-muets, l'un de naissance, l'autre est devenu sourd à 18 mois, à la suite de convulsions. L'aïeule maternelle de ces deux sourds-muets était sourde de naissance.

104e Obs. — Le jeune J..., élève de l'institution de Paris, né à Grenoble, est sourd-muet de naissance. Il a un frère également sourd de naissance. Le père et la mère de ces deux sourds-muets n'ont aucune infirmité; mais un frère et une sœur de la mère sont sourds-muets de naissance.

191e Obs. — L..., né à Vatimesnil (Eure), sourd-muet de naissance. Le père de ce sourd-muet était atteint d'aliénation mentale. Il eut 5 enfants, dont 4 moururent de convulsions, dans les huit premiers jours qui suivirent leur naissance. Celui qui survit est sourd de naissance.

245e Obs. — Le jeune D..., élève de l'institution de Paris, est devenu sourd à l'âge de 5 ans, à la suite d'une fièvre cérébrale. Un de ses frères était mort en bas âge d'hydrocéphale; son père, homme d'un caractère très-exalté et maniaque, était mort de méningite.

206e Obs. — Le jeune G...., né à Azay-le-Rideau, fut atteint de surdité, disent ses parents, vers l'âge de 2 à 4 mois, à la suite de convulsions ; un grand-oncle maternel de ce sourd-muet était sourd-muet de naissance.

272e Obs. — L...., né à Douai (Nord), sourd-muet de naissance. Sa mère avait été sujette aux convulsions daus son enfance ; plus tard, elle fut atteinte d'hystérie. Elle a eu 5 enfants : les trois premiers sont sourds de naissance ; deux d'entre eux sont morts de convulsions.

280e Obs. — X..., né à Masisy Sainte-Geneviève (Aisne), Le père et la mère étaient sourds. Ils ont eu quatre enfants : trois sont morts dans la première année ; un est sourd-muet de naissance.

282e Obs. — B...., né à Ferme-Mézière (Loire-et-Cher). Sa mère était atteinte d'une affection cérébrale ; elle eut 12 enfants de 10 grossesses : un est sourd-muet de naissance ; un est mort paralysé à 5 ans. cinq sont vivants et bien constitués.

283e Obs. — M..., né à Chamoy (Aube). La mère de ce sourd-muet était fille d'un sourd-muet de naissance ; elle a eu trois enfants, dont le premier et le troisième sont sourds-muets de naissance.

285e Obs. — B...., né à Saint-Janvier (Cher), sourd-muet de naissance. La mère de ce sourd-muet était d'un tempérament très-nerveux, et sujette à de violentes migraines. La grand-mère paternelle du sourd-muet était demi-sourde-muette. Les époux B.... ont eu 8 enfants, dont 3 sont morts en bas âge. Des 5 qui survivent, le premier est sourd-muet de naissance ; le deuxième a été paralysé du membre inférieur droit à la suite de convulsions ; le troisième est sourd-muet de naissance ; le quatrième a eu des accidents épileptiformes ; le cinquième a eu des convulsions, dans son enfance.

304e Obs. — B..., né à Périgny (Allier). C'est un enfant d'une constitution chétive, il est sourd-muet de naissance. Il a 2 frères sourds-muets de nsissance comme lui, et une sœur sans infirmité. La mère de ces quatre enfants était hystérique et avait une sœur atteinte de surdi-mutité congénitale.

364e Obs. — Les époux O..., rentiers à La Celle Saint Cloud (Seine-et-Oise), sont sourds-muets de naissance ; le mari a 30 ans de plus que sa femme. De ce mariage entre individus sourds muets sont nés 2 enfants qui ont toujours joui d'une parfaite santé, mais qui sont sourds de naissance.

Dans les *Annales des sourds-muets*, on trouve quelques observations du genre de cette dernière.

On cite entre autres, pour l'institution de New-York, les deux cas suivants :

1er *cas*. Le père est sourd-muet; la mère entend : ils ont deux filles qui sont sourdes-muettes de naissance,

2e *cas*. Le père entend, la mère est sourde-muette de naissance.

Ils ont 3 enfants : 1 garçon entendant et 2 filles sourdes-muettes de naissance.

La mère avait deux sœurs sourdes-muettes de naissance et un frère entendant. La mère de ces trois sœurs avait un oncle sourd-muet de naissance qui, lui-même, avait donné le jour à deux sourds de naissance.

Une des trois sœurs sourdes-muettes, ayant épousé un de ses cousins sourd-muet, en eut un enfant qui mourut en bas âge et un second qui est sourd-muet de naissance. Elle avait déjà été mariée à un entendant et elle avait eu un enfant entendant.

395e Obs. — S..., né à Fourchambault (Nièvre). Le jeune S..., élève des écoles du Dr Blanchet, âgé de 15 ans, a la physionomie d'un enfant entendant-parlant. Il est doué d'un tempérament sanguin et d'une constitution vigoureuse.

L'examen de l'appareil auditif ne révèle rien de particulier. Cet enfant est très-intelligent : il lit la parole sur les lèvres, et quoique sa surdité soit complète, il articule par imitation d'une manière très-intelligible. Les renseignements que nous donnent les parents nous apprennent qu'il est devenu sourd à 3 ans et demi, à la suite d'une fièvre cérébrale.

Les époux S... sont doués d'un tempérament nerveux ; ils accusent chez leurs parents et leurs ascendants une prédisposition aux fièvres cérébrales. Ils ont eu 10 enfants : un seul est sourd-muet.

455e Obs. — L..., né à Pont-l'Evêque (Calvados), sourd-muet de naissance.

La grand'mère paternelle, un grand-oncle maternel et une grand'tante maternelle de ce sourd-muet, étaient atteints d'aliénation mentale. La famille de la mère se composait de 11 enfants, dont 1 était atteint d'ataxie locomotrice.

Les époux L... ont eu 2 enfants : un est sourd-muet de naissance ; l'autre est idiot.

Le sourd-muet est intelligent. Elève des écoles communales de Paris, il lit la parole sur lèvres et articule facilement ; l'examen du conduit auditif ne révèle rien d'anormal, si ce n'est une teinte un peu foncée des membranes du tympan.

463ᵉ Obs. — En 1866, se présentait à la clinique du Dʳ Blanchet, le nommé M..., porcelainier à Vierzon. Il conduisait un enfant âgé de 5 ans, atteint de surdi-mutité depuis son enfance ; cet homme était lui-même atteint de surdité depuis longtemps. Il nous raconta que sa mère était hystérique ; qu'il a eu 6 enfants parmi lesquels : deux sont devenus sourds dans leur première enfance, à la suite de convulsions ; l'aîné est mort du croup à 4 ans et demi, il entendait et parlait ; le second, également sans infirmité, est mort du croup à 16 mois. Le troisième et le quatrième sont les deux sourds-muets ; le cinquième est vivant et n'a pas d'infirmité ; le sixième n'a que 2 mois et paraît entendre.

Cet homme ajoutait que sa femme, dix-huit mois avant la naissance du premier enfant sourd-muet, avait eu un erysipèle de la face qui lui avait causé une violente *surexcitation au cerveau* et que depuis, elle était très-nerveuse et très-impressionnable.

488ᵉ Obs. — M..., né à Montreuil-sous-Bois. Le père de ce jeune sourd-muet était demi-sourd ; il n'avait commencé à parler distinctement que vers l'âge de 4 ans. Un frère du père était également atteint de demi-surdité.

Les époux M... ont eu 6 enfants : 1 est mort de convulsions à 15 mois ; 1 est mort du croup à 4 ans et demi ; il entendait et parlait ; 1 est mort à 26 mois ; de convulsions ; il était sourd-muet de naissance.

Des 3 qui survivent, le premier est sourd-muet de naissance, il est âgé de 6 ans ; le second, âgé de 28 mois, entend et parle ; le troisième n'a que 15 jours

500ᵉ Obs.—Le jeune S... (Alphonse), âgé de 15 ans, est un enfant vigoureux, jouissant d'une bonne santé et très-intelligent. Il est sourd de naissance et cependant il lit la parole sur les lèvres et articule assez distinctement.

L'appareil auditif présente les membranes du tympan un peu foncées et un peu rouges sur les bords.

Son père (S. Alexandre), dessinateur-mécanicien à Batignolles, paraît d'une constitution un peu débile, mais il n'a aucune infirmité et il jouit d'une parfaite santé.

Sa femme, nous dit-il, est comme lui de *petit tempérament, de petite construction* et un peu lymphatique, mais sa santé générale a toujours été bonne.

Les époux S... ont eu 8 enfants, dont 4 garçons, tous sourds-muets de naissance, et 4 filles sans infirmité.

Les 4 filles existent.

Des 4 garçons sourds-muets, trois sont morts :

Le premier est morts à 8 ans en tombant du haut d'un moulin, à Constantinople, où ses parents étaient alors fixés.

Le second est mort d'une angine couenneuse à 13 mois et demi.

Le troisième, à 1 an, de convulsions.

Le quatrième existe.

La grand-mère de ce sourd-muet était très-faible de santé et de constitution, elle mourut en couche de son quatrième enfant qui est le père du sourd-muet.

Le grand-père vit encore, il s'est remarié, et de son second mariage, il a 2 enfants bien constitués.

En suivant l'arbre généalogique de cette famille, on trouve, si l'on remonte à la cinquième génération, que l'aïeul au quatrième degré était atteint d'aliénation mentale ; le trisaïeul était sans infirmité, mais il eut une fille, un petit-fils et une petite-fille sourds-muets de naissance.

L'arbre généalogique de cette famille, nous ayant paru fort intéressant au point de vue de la transmission de la surdi-mutité par voie collatérale, nous le donnons ici dans tous ses détails.

§ IV.

Influence de la consanguinité des parents, sur la production de la surdi-mutité.

A l'aide de nos 500 observations de surdi-mutité, nous nous sommes proposé de répondre aux deux questions suivantes :

1re QUESTION. — Naît-il proportionnellement plus de sourds-muets, dans les mariages entre consanguins, que dans les mariages entre étrangers ?

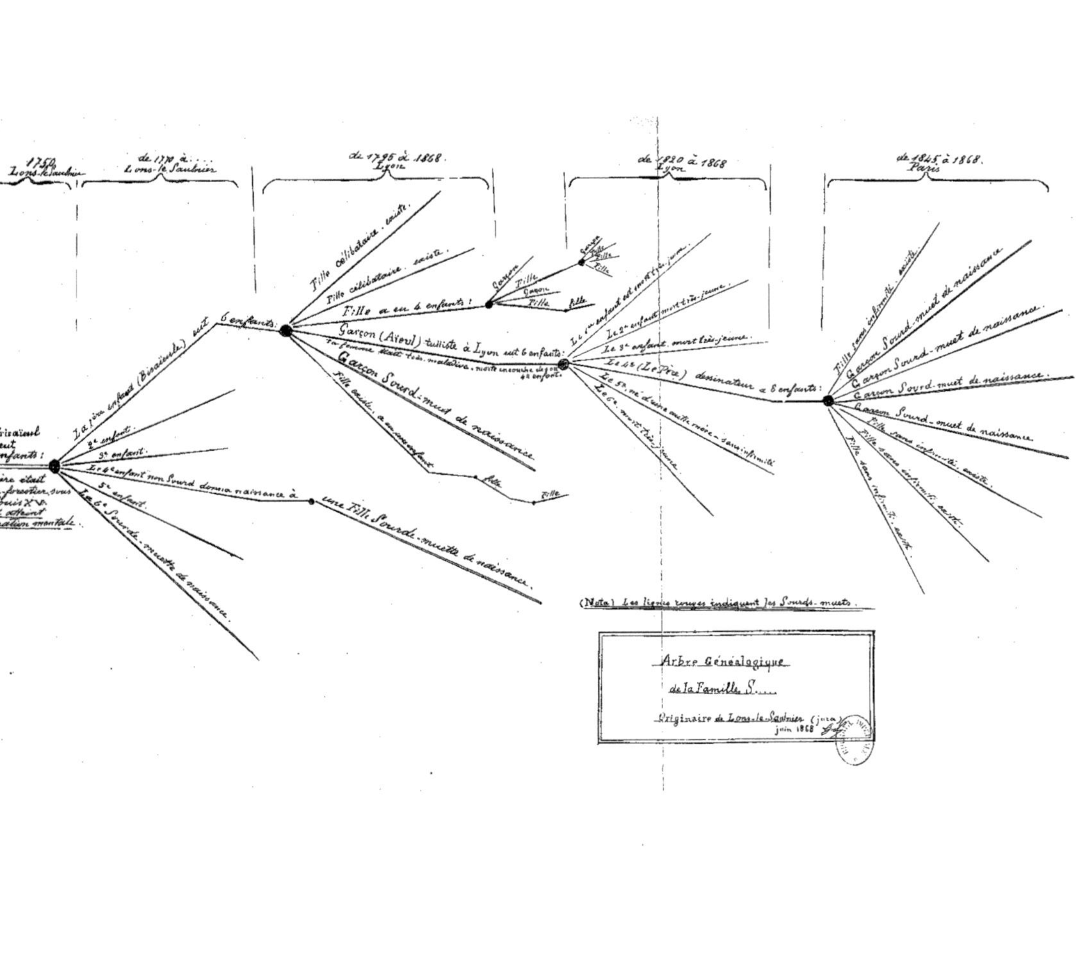

1750
Lons-le-Saulnier
de 1770 à ...
Lons-le-Saulnier
de 1795 à 1868.
Lyon
de 1820 à 1868
Lyon
de 1845 à 1868.
Paris
Trisaïeul
eut
enfants :
père était
forestier, sous
Louis XV.
atteint
mentale.
La 1ère enfant (Bisaïeule) eut 6 enfants :
2e enfant.
3e enfant.
Le 4e enfant non Sourd donna naissance à
une Fille Sourde-muette de naissance.
5e enfant.
Le 6e Sourde-muette de naissance.
Fille célibataire. existe.
Fille célibataire. existe.
Fille a eu 6 enfants :
Garçon
Fille
Garçon
Fille
Fille
Garçon (Aïeul) tulliste à Lyon eut 6 enfants :
Sa femme était très maladive, morte en couche de son 4e enfant.
Garçon Sourd-muet de naissance
Fille existe, a eu un enfant
Fille
Fille
Le 1er enfant est mort très-jeune.
Le 2e enfant mort très-jeune.
Le 3e enfant mort très-jeune.
Le 4e (Le Père) dessinateur a 8 enfants :
Le 5e, né d'une autre mère - sans infirmité
Le 6e mort très-jeune
Fille sans infirmité, existe.
Garçon Sourd-muet de naissance
Garçon Sourd-muet de naissance.
Garçon Sourd-muet de naissance.
Garçon Sourd-muet de naissance.
Fille sans infirmité, existe.
Fille sans infirmité, existe.
Fille sans infirmité, existe.
(Nota) Les lignes rouges indiquent les Sourds-muets.
Arbre Généalogique
de la Famille S....
Originaire de Lons-le-Saulnier (Jura)
juin 1868

2e QUESTION. — Doit-on attribuer la fréquence de la surdi-mutité, dans les mariages entre consanguins, à une prédisposition particulière des parents?

1re *Question.* — Sur 500 sourds-muets, 43 ou 8,6 pour 100 sont issus de pères et mères consanguins (1).

Cette proportion est énorme, si l'on considère que le rapport des mariages consanguins à la totalité des mariages n'est guère que de 2 pour 100.

Au point de vue du degré de parenté des auteurs, ces 43 cas se décomposent de la manière suivante :

Dans 1 cas le père est l'oncle de la mère.
Dans 1 cas la mère est la tante du père.
Dans 31 cas le père et la mère sont cousins germains.
Dans 5 cas — — au 2e degré.
Dans 2 cas — — au 3e degré.
Dans 2 cas — — au 4e degré.
Dans 1 cas — — au 5e degré.

Tot. 43 cas.

D'après ces chiffres, on serait en droit de conclure que la parenté des auteurs influe sur le développement de la surdi-mutité; cependant, comme les partisans de l'innocuité des unions consanguines prétendent que le rapport des mariages entre parents est au-dessus de 2 pour 100; et comme d'autre part la statistique générale ne fournit aucune donnée pour établir rigoureusement ce rapport, nous avons cherché à résoudre la question, en comparant nos 43 cas de surdi-mutité

(1) Parmi ces 43 sujets, 6 sont de Paris ou des communes voisines,— 1 est de Bordeaux, — 5 sont du département de l'Indre, — 1 est du Puy-de-Dôme, — 3 sont du département de l'Yonne, — 1 de la Creuse, — 1 de l'Allier, — 2 de la Drôme, — 3 de Seine-et-Marne, — 3 de Saône-et-Loire, — 3 de la Gironde, — 2 de Seine-et-Oise, — 1 de la Seine-Inférieure, — 1 de la Corse, — 1 de la Charente-Inférieure, — 1 de la Charente, — 1 de la Moselle, — 1 de la Vendée, — 2 du Nord, — 1 du Var, — 1 de la Nièvre, — 2 de la Somme.

A l'exception des 6 sujets qui sont nés à Paris, et de celui qui est né à Bordeaux, tous les autres sont nés dans de petites localités.

d'origine consanguine à 43 autres cas dans lesquels il n'existe aucun lien de parenté entre le père et la mère.

Afin de ne faire aucun choix, nous avons pris pour notre dernier terme de comparaison, les observations des élèves de première et de deuxième année de l'institution de Paris, en 1862, classés par ordre alphabétique :

1° Les 43 ménages consanguins ont donné le jour à 181 enfants, dont 27 sont morts en bas âge.

71 sont sourds-muets (61 de naissance, 10 après la naissance).

83 entendent et parlent.

2° Les 43 ménages dans lesquels les conjoints sont étrangers ont donné le jour à 162 enfants, dont 18 sont morts en bas âge.

52 sont sourds-muets (19 de naissance, 33 après la naissance).

94 entendent et parlent.

Le résultat de cette comparaison nous paraît décisif. En effet, dans les 43 ménages consanguins nous trouvons 71 sourds-muets, dont 61 de naissance, tandis que dans les 43 ménages entre étrangers nous ne trouvons que 52 sourds-muets, dont 19 de naissance.

Les sourds-muets de naissance seraient donc trois fois plus nombreux dans les mariages entre consanguins que dans les mariages entre étrangers.

Nous ne chercherons pas à expliquer de quelle façon la consanguinité, dans les mariages, peut engendrer la surdi-mutité ; nous nous sommes seulement proposé de répondre à cette question : Naît-il plus de sourds-muets de pères et mères collatéraux que de pères et mères non parents? La réponse est affirmative.

Remarque. — De ce que l'on rencontre un grand

nombre de ménages entre consanguins, dans lesquels aucun des enfants n'est sourd-muet, on n'est pas, il nous semble, autorisé à conclure que la consanguinité n'influe pas sur le développement de la surdi-mutité.

Celle-ci n'est pas une affection si commune qu'on doive la rencontrer dans la plupart des ménages entre consanguins. Il n'y a, en effet, en France, qu'environ 55 sourds-muets pour 100,000 individus, et, en supposant que le rapport des sourds-muets issus de consanguins, à la totalité des sourds-muets, tel que nous l'avons établi, soit vrai, c'est à dire que sur 100 sourds-muets de naissance ou devenus tels après la naissance, 8 environ soient issus de père et mère consanguins, on trouve qu'il y a en France 4 sourds-muets issus de parents consanguins sur 100,000 habitants.

On ne doit donc pas s'étonner de trouver des cas nombreux dans lesquels, malgré la consanguinité des auteurs, les enfants sont bien constitués, ou du moins ne sont pas atteints de surdi-mutité (1).

2e *question*. — La consanguinité n'influe-t-elle sur la surdi-mutité, qu'à la condition d'une prédisposition particulière des conjoints?

Le 17 janvier 1865, le Dr Aug. Voisin lisait à l'Académie de médecine un mémoire intitulé : *Etude sur les*

(1) On lit dans le *Journal de médecine mentale*, 27 mai 1865, nº 65, le cas suivant :

« En 1849, mourait à Widah, royaume de Dahomey (dans la Nigritie), un traitant portugais, nommé Da Soudza. A sa mort, il laissait 400 enfants issus de 400 femmes. Le roi ombrageux, a parqué cette nombreuse progéniture dans une enceinte particulière (Salaïm). Ces métis sont surveillés et ne peuvent s'unir qu'entre eux. Ils vivent dans la plus honteuse promiscuité. En 1863, on comptait des enfants de la troisième génération; la couleur de la peau revenait au noir foncé, tout en conservant quelques-uns des traits de l'Europeen, leur ancêtre. Nous avons pu constater par nous-mêmes que, parmi tous ces descendants de Da Soudza, formant entre eux des unions monstrueuses, il n'y avait ni sourds, ni aveugles, ni crétins. »

mariages entre consanguins dans la commune de Batz, près le Croisic (Loire-Inférieure).

Avant de donner le résumé statistique de ce mémoire, qu'il nous soit permis de dire un mot des mœurs et des habitudes de cette curieuse population.

Nous empruntons le passage suivant à *la Loire historique*, par Touchard-Lafosse, t. V, p. 382 :

« Les mœurs et les usages des paludiers du bourg de Batz étant tout à fait exceptionnels, nous devons en parler ici. Cette population est loyale, d'un commerce sûr et religieuse. Elle aime à s'instruire. La commune de Batz a été l'une des premières en France à profiter des bienfaits de l'enseignement mutuel.

« L'intelligence du paludier paraît supérieure à sa condition ; dans ses manières, il règne une certaine distinction. Les hommes sont courageux, durs à la fatigue, et, quoique misérables, tant l'impôt sur le sel restreint le salaire de leur rude labeur, jamais ils ne se plaignent. La mendicité est inconnue dans le pays. Le paludier de Batz est d'une haute stature, d'une constitution robuste; ses traits ne manquent ni d'expression ni de régularité; son visage est coloré. Les femmes sont fortement constituées et remarquables par la blancheur de leur teint qui contraste avec la peau basanée des paysannes du voisinage.

« Etrangers à ce qui les entoure, les Batziens ne s'alliant qu'entre eux, comme les juifs, forment un peuple à part, dont le type originaire doit s'être peu altéré..... L'on cite des habitants de Batz qui, de père en fils, cultivent les salines depuis des siècles. »

Dans cette commune, dit le Dr Voisin, il y avait, en 1865, 46 unions entre consanguins à un proche degré :

5 mariages entre cousins germains ont produit 23 enfants sans infirmité.

31 mariages entre cousins issus de germains ont produit 120 enfants, tous bien portants.

« Ces faits, ajoute l'auteur de cette statistique, semblent prouver que, dans les conditions dites de *bonne sélection*, la consanguinité ne nuit en aucune façon au produit et à la race, et, au contraire, elle exalte les qualités, comme elle ferait les défauts et les causes de dégénérescence. »

Si, à ces faits isolés et qui, du reste, ne comprennent que 5 cas d'unions entre cousins germains, on oppose les conséquences fâcheuses que l'on rencontre si fréquemment chez les juifs, dont la coutume est de se marier entre eux, on hésitera à adopter, sans réserve, les conclusions de M. Voisin (1).

Dans nos 43 cas de sourds-muets issus de consanguins, nous n'avons trouvé que 6 cas dans lesquels le père ou la mère présentaient un vice constitutionnel capable d'engendrer la surdi-mutité.

Voici le résumé de ces cas :

26e Obs. — J....., né à Tanves (Puy-de-Dôme). Le père et la mère sont cousins germains. Une sœur du père était sourde-muette. Les époux J..... ont eu 11 enfants : 4 garçons et 7 filles; 6 des filles sont mortes quelques jours après leur naissance, à la suite de convulsions. La fille qui survit est sourde-muette de naissance. Un des 4 garçons est également sourd-muet de naissance.

184e Obs. — T....., né à Témirecourt. Le père et la mère de ce sourd-muet sont cousins germains. La mère est bègue et hystérique. Elle a eu 5 enfants, dont 4 sont sourds-muets de naissance et 1 est devenu sourd à 2 ans, à la suite de convulsions.

272e Obs. — L....., né à Douai (Nord). Le père et la mère étaient cousins germains. La mère fut sujette aux convulsions dans son en-

(1) Le Dr Liebriech a trouvé à Berlin :

27	sourds-muets	sur 10,000	juifs ou 270 pour 100,000 individus.
6	—	—	chrétiens protestants ou 60 pour 100,000 individus.
3,1	—	—	catholiques ou 31 pour 100,000 individus.

fance; elle a eu 5 enfants : les 3 premiers sont sourds-muets de naissance, 2 d'entre eux sont morts de convulsions.

337e Obs. — D....., né en 1856, rue Bellefond, 29, à Paris, sourd-muet de naissance, scrofuleux. Le père et la mère étaient cousins germains. Le père est mort phthisique, alors que cet enfant n'avait que 4 ans.

450e Obs. — L....., née à Betrupt (Vosges). Cette enfant est devenue sourde vers la fin de la première dentition, à la suite de la rougeole. Son père et sa mère étaient cousins germains. Un frère de la mère était sourd-muet de naissance.

Nous insérons ici la note du médecin cantonnal, ancien interne des hôpitaux de Paris et ancien prosecteur, sous Blandin et Lisfranc :

« Le père de la jeune Mathilde L..... est meunier-cultivateur à Betrupt (Vosges). Le moulin est situé sur le bord de la Saône, salubre et aéré.

« Cette enfant me fut présentée il y a environ deux ans ; je constatai une hypertrophie considérable des amygdales et l'hyperémie de la muqueuse buccale et pharyngienne. La rougeole, survenue à la fin de la première dentition, avait déterminé la surdité. »

Dans cette famille, il y a eu 7 enfants. Le premier et le cinquième sont morts huit jours après leur naissance. Le septième est la sourde-muette en question. Les autres sont bien constitués.

Dans tous les autres cas, la constitution des parents ne présente aucune particularité digne d'être notée.

Nous donnons le résumé succinct de quelques-uns de ces cas :

47e Obs. — Le nommé Sc..., âgé de 24 ans, mécanicien à la Villette, épouse sa tante, âgée de 20 ans. Ils sont, l'un et l'autre, doués d'une bonne constitution et exempts de diathèse. De ce mariage, il naît 4 enfants : 2 meurent de convulsions dans les premiers mois de leur vie ; un troisième est également frappé de convulsions ; il guérit ; mais, quelque temps après, les parents s'aperçoivent qu'il a perdu l'ouïe. Un quatrième enfant n'a jamais été malade ; il entend et parle.

269e Obs. — Florentine D....., née à Santerre (Somme). Cette enfant est dite sourde de naissance. Son père et sa mère jouissaient d'une parfaite constitution. Ils étaient cousins germains. Ils ont eu

5 enfants, dont une seule sourde-muette. Celle-ci eut le croup à l'âge de 18 mois et guérit.

271e Obs. — X....., né à Paris, sourd-muet de naissance. Le père est l'oncle de la mère. De ce mariage sont nés 6 enfants, dont 1 est mort, à 2 ans, de méningite ; 3 sont mort-nés ; 1 est mort, quinze jours après sa naissance, à la suite d'accidents cérébraux ; 1 est sourd-muet de naissance.

63e Obs. — L....., journalier à Châlons-sur-Marne, est le cousin germain de sa femme. Il est né de ce mariage 11 enfants, dont 8 sont mort-nés ou ont succombé à des accidents nerveux quelques jours après leur naissance ; des 3 enfants qui survivent, 2 sont sourds-muets de naissance.

252e Obs. — Il s'agit ici d'un double cas de consanguinité. Les époux G..... et les époux F....., de Valence, étaient tous cousins ; ces 4 individus étaient issus de 3 sœurs ; chacun de ces ménages donna le jour à 1 sourd-muet.

477e Obs. — Louise R...., née à Lagny-sur-Marne, de père et mère cousins germains, est sourde-muette de naissance. Elle a eu 7 frères ou sœurs. 4 d'entre eux sont morts en bas âge, à la suite de convulsions déterminées par la dentition.

492e Obs. — Charlotte R....., rue du Chemin-de-Fer, à Plaisance, était un peu sourde dès son bas âge ; mais elle a complétement perdu l'ouïe et la parole à l'âge de 6 ans, à la suite d'accidents cérébraux. Son père et sa mère étaient cousins germains.

De ce mariage sont nés 6 enfants : 3 garçons et 3 filles.

Parmi les 3 filles, 1 était idiote ; elle est morte à 13 ans, d'une fièvre cérébrale ; 1 est sourde-muette de naissance ; 1 est devenue sourde à 6 ans.

Des 3 garçons, 1 est mort à 10 ans, à la suite d'accidents de scrofule ; 1 est sourd-muet de naissance ; 1 entend et parle.

On ne trouve rien, chez les parents ou les ascendants, de nature à expliquer l'infortune de cette famille. La mère en attribue la cause aux tourments et aux révolutions que lui fit éprouver la mauvaise conduite de son mari pendant ses grossesses.

123e Obs. — D....., né en 1846, à la Seyne (Var). Le père et la mère de ce sourd-muet étaient parents au quatrième degré. Ils jouissaient d'une parfaite santé. Le père était cependant d'un tempérament nerveux : vers l'âge de 24 ans, c'est-à-dire quinze ans avant la naissance du sourd-muet, il avait eu une fièvre cérébrale.

De ce mariage sont nés six enfants : le premier est mort-né dans le septième mois de la grossesse ; le deuxième est mort du croup, vers l'âge de 2 ans ; 4 sont vivants : 1 fille et 3 garçons ; un seul, le plus jeune, est sourd-muet ; tous les autres sont d'une bonne santé. Le sourd-muet a perdu l'ouïe vers l'âge de 6 mois, à la suite d'un *développement anormal de la partie postérieure de la tête, qui fit craindre un épanchement séreux.* Cet enfant est complétement sourd ; l'examen de l'appareil auditif ne fait découvrir aucune trace de lésion antérieure. Vers l'époque de la puberté, sa vue s'affaiblit considérablement ; cet affaiblissement augmenta tous les ans, et, en 1866, lorsque nous l'avons vu pour la dernière fois, il était presque complétement amaurotique.

274e Obs. — Au mois de février 1866 mourait, à l'Institution des sourds-muets de Paris, un enfant déclaré sourd-muet de naissance, nommé B..... Il était né à Saint-Remy (Allier), en 1853. Son père et sa mère jouissaient d'une parfaite santé et n'avaient aucune infirmité. Ils étaient cousins germains. Leur position était aisée ; le père était adjoint au maire, cafetier, marchand de tabac et petit propriétaire.

De ce mariage étaient nés 7 enfants, dont 4 étaient sourds-muets de naissance. Ces 4 sourds-muets sont morts : les 2 premiers, vers l'âge de 15 mois, à la suite de convulsions ; le troisième, vers l'âge de 13 ans, d'une affection cérébrale ; le quatrième est celui dont il est ici question et qui est mort à l'Institution en 1866. Cet enfant était petit, gros, lymphatique ; il prenait rarement part aux amusements de ses camarades ; son facies était pâle, terreux, son regard terne ; son intelligence était obtuse. Le volume de sa tête était considérable ; le front était proéminent ; les yeux étaient enfoncés dans les orbites ; les pommettes étaient saillantes, le nez gros et aplati ; en un mot, cet enfant présentait des signes d'hydrocéphale. Ses camarades et ses maîtres le regardaient comme idiot.

Jusque vers le mois de décembre 1865, c'est-à-dire trois mois avant sa mort, sa santé paraissait assez bonne.

Depuis longtemps cependant, il était souvent assoupi : Il dormait pendant les classes, et aux heures de récréation il lui arrivait souvent de se cacher pour dormir et de s'oublier dans un coin ; mais au mois de décembre ces symptômes s'aggravèrent. On s'aperçut que sa vue faiblissait de jour en jour ; il n'eut jamais de strabisme ; sa marche devint difficile et vacillante ; bientôt il fut pris d'accès convulsifs pendant lesquels il perdait complétement connaisssnce. Ces accès qui duraient seulement quelques minutes augmentèrent de fréquence, et pendant la dernière semaine qui précéda la mort ils se répétèrent tous les jours.

L'état général de l'enfant ne présentait cependant rien d'inquiétant. Il ne resta à l'infirmerie que les deux ou trois jours qui précédèrent sa mort; il ne se sentait pas assez malade pour demander à se coucher; il n'accusait qu'un peu plus de faiblesse de la vue, un peu de céphalalgie, des vertiges avec perte de connaissance plus fréquents et la marche plus difficile. La circulation et la respiration étaient restées intactes; il digérait bien et son appétit était vorace : La veille de sa mort, à l'heure du goûter, il importunait la sœur pour avoir une double ration de pain. La fin de cette journée ne présenta rien de particulier; la nuit qui suivit fut très-calme; l'enfant dormit bien et se réveilla le lendemain matin, à son heure habituelle. Il demanda à se lever et à *déjeuner*. Tout à coup, au moment où la sœur l'habillait, il fut subitement pris de convulsions; ses membres se roidirent et il tomba sans connaissance; on employa tous les moyens pour le rappeler à la vie, mais il était mort.

Autopsie. — Le lendemain, nous assistâmes à l'autopsie de cet enfant, faite par le Dr Blanchet, et voici ce qui fut trouvé :

Les os du crâne étaient très-minces; les temporaux dans leur portion écailleuse étaient réduits à une lame qui n'avait pas plus d'épaisseur qu'une feuille de papier. Les enveloppes cérébrales ne présentaient rien de particulier ; on ne remarquait aucune injection vasculaire sur la surface du cerveau.

Le poids de celui-ci était de 1400 grammes.

En incisant le cervelet, on trouva dans le lobe latéral gauche une tumeur de nature tuberculeuse en voie de ramollissement. Le poids de cette tumeur était de 34 grmmes, ; elle avait 6 centimètres dans son plus grand diamètre. Une membrane mince, fibreuse la séparait de la substance cérébelleuse ; celle-ci, dans tout le voisinage de la tumeur, ne paraissait nullement altérée. On ne remarquait aucune autre trace de tubercule dans le cervelet ni le cerveau.

L'ouverture du ventricule moyen donna issue à 4 cuillerées d'une sérosité limpide; celle des ventricules latéraux laissa échapper deux cuillerées du même liquide.

Appareil auditif. — D'un côté, la membrane du tympan était détruite; la chaine des osselets était conservée; toutes les parties de l'appareil de ce côté étaient normales.

Du côté opposé, le nerf auditif était réduit, à son origine, en un mince filet qu'il ne fut pas possible de suivre jusqu'à sa terminaison. *La cavité thoracique* ne fut pas ouverte, parce que cet enfant n'ayant jamais présenté les symptômes de la phthisie, on ne soupçonna pas qu'il eût des tuberbules dans les poumons.

Nous nous bornerons à citer ces quelques observations de sourds-muets nés de père et mère consanguins. On voit que les accidents pathologiques de toute sorte et surtout les affections nerveuses sont très-fréquentes chez les enfants nés de ces unions. L'influence de la consanguinité ne se fait donc pas sentir seulement sur l'appareil de l'audition, mais encore sur l'organisme entier, et surtout sur l'appareil de l'innervation.

CHAPITRE II.

CAUSES DE LA SURDI-MUTITÉ ACCIDENTELLE.

Les 311 cas de surdi-mutité accidentelle que nous avons trouvés, dans nos 500 observations, se divisent, quant à leurs causes, de la manière suivante :

88 cas ont été causés par des convulsions.
54 cas — par des méningites ou accidents cérébraux divers.
47 cas — par la fièvre typhoïde.
24 cas — par des fièvres éruptives.
21 cas — par des inflammations de l'appar. auditif.
22 cas — par des inflammations de nature strumeuse de l'appareil auditif.
15 cas — par cause traumatique.
10 cas sont attribués au travail de l'accouchement.
2 cas ont été causés par la coqueluche.
1 cas a été causé par un polype.
2 cas sont attribués à l'inflammation catarrhale déterminée par l'eau du baptême.
25 cas ont été causés par des maladies indéterminées.

Tot. 311 cas.

L'Institution des sourds-muets de New-York et celle de Canajohare se sont livrées à d'intéressantes investigations sur la nature et la cause de la surdi-mutité de leurs élèves, de 1818 à 1837.

Nous donnons un aperçu de ce travail.

Sur 520 sourds-muets de l'Ecole de New-York.

202 étaient devenus sourds accidentellement;

194 étaient sourds de naissance,

115 cas étaient douteux,

9 sujets étaient idiots.

Les 202 cas de surdi-mutité accidentelle se décomposaient de la manière suivante :

13	étaient devenus sourds à la suite	d'un refroidissement.
14	—	d'une tumeur à la tête.
9	—	d'inflammation dans la tête.
7	—	de la rougeole.
6	—	de scrofule.
6	—	de scarlatine.
4	—	de coqueluche.
5	—	de convulsions.
2	—	de l'épilepsie.
4	—	de l'hydrocéphalie.
15	—	de blessures, de chutes.
6	—	de fièvres.
1	—	de la danse de Saint-Guy.
1	—	de syphilis.
2	—	d'ulcères.
107	accidents inconnus ou indéterminés.	

Sur 87 sujets,	40	avaient perdu l'ouïe	dans la 1re	année.
	25	—	dans la 2e	—
	9	—	dans la 3e	—
	7	—	dans la 4e	—
	2	—	dans la 5e	—
	2	—	dans la 6e	—
	2	—	dans la 7e	—
	87			

Ce relevé de l'Ecole des sourds-muets de New-York, quoique basé sur les dossiers des élèves, prouve que les cas de surdi-mutité accidentelle sont plus nombreux que les cas de surdi-mutité congénitale, dans le rapport de 52 pour 100.

Ce rapport est sans doute au-dessous de la vérité; mais l'auteur de ce relevé n'oublie pas de faire remarquer que, sur les 194 sujets considérés comme sourds de naissance, un grand nombre sans doute avaient perdu l'ouïe dans la première enfance, à la suite d'une maladie non constatée.

§ I.

Convulsions.

Les convulsions sont la cause la plus fréquente de la surdi-mutité accidentelle.

Sur 311 sujets atteints de surdi-mutité accidentelle,
88 — sont devenus sourds à la suite de convulsions :

23	de 1 à 6 mois.
30	de 6 mois à 1 an.
19	de 1 à 2 ans.
8	dé 2 à 3 ans.
3	de 3 à 4 ans.
2	de 4 à 5 ans.
3	de 5 à 6 ans.
88	

Remarques. — Dans le plus grand nombre des cas, les convulsions ont eu pour cause le travail de la dentition.

Nous ne citerons que trois observations de surdi-mutité causée par les convulsions :

335e Obs. — Le jeune R..., né à Moulins-sur-Yères, près Bourges, entre en 1865 à l'Institution de Paris.

Cet enfant est petit, maigre, mais sa constitution est forte et sa physionomie intelligente.

L'exploration de l'organe de l'ouïe ne révèle rien d'anormal; on trouve seulement une légère accumulation de cérumen dans le conduit auditif externe droit; les tympans sont intacts et présentent une teinte légèrement foncée.

Son père nous raconte que son enfant est devenu sourd, vers l'âge de un an, à la suite de convulsions déterminées par le travail de la dentition.

A cette époque, dit le père, l'enfant avait les gencives tuméfiées, il portait souvent les doigts à la bouche et mâchonnait sans cesse; par moments, il était agité, poussait des cris plaintifs, ses yeux roulaient convulsivement et ses membres se roidissaient.

Pendant trois jours, cet état convulsif fut tel, que l'enfant refusait de prendre le sein.

Le père nous raconte que depuis dix ans il a consulté six médecins.

Le premier, au moment des accès, ne fit rien.

Le deuxième, le Dr G..., de Bourges, conseilla de poser une sangsue derrière l'oreille de l'enfant, *à chaque nouvelle lune.*

Le troisième fit poser des vésicatoires volants.

Le quatrième conseilla des fumigations aromatiques.

Le cinquième, des injections éthérées.

Le sixième, enfin, conseilla de faire plusieurs fois par jour des *injections d'eau de puits* dans les oreilles de l'enfant.

Tous ces remèdes, dit le père, ne produisirent aucun effet salutaire; cependant, ajoute-il, les injections d'eau de puits, faites dans les derniers temps, *parurent diminuer un peu la surdité.*

464e Obs. — M..., né en 1850 à Brioude, élève de l'institution de Paris.

La mère du jeune M... raconte par écrit de la manière suivante comment son fils a perdu l'ouïe :

« Arrivé au monde dans d'excellentes conditions, les premiers temps de son nourrissage ont été si faciles que je me suis vue dans la possibilité de le sevrer à dix mois, ayant une nourrice dont j'avais hâte de me débarrasser.

« Un mois à peine s'était écoulé, que j'ai remarqué chez lui une augmentation de couleur sur la figure, sans que pourtant il y eût indice de maladie.

« C'est huit jours après avoir fait cette remarque, que mon enfant fut pris à quatre heures du matin, après avoir passé une nuit agitée, de convulsions épouvantables : ses petits pieds étaient glacés; une écume mêlée de sang lui sortait de la bouche et du nez; il était roide; sa vue était effrayante. M. L..., médecin, donna les soins les plus assidus à ce malheureux petit être : des sangsues lui furent posées ainsi que des synapismes; on lui fit prendre des bains de pieds. A de courts intervalles, deux attaques successives, mais beaucoup moins fortes, le reprirent encore.

« Depuis lors, nous ne constatâmes rien dans son état.

« L'enfant ayant toujours été intelligent, personne ne s'aperçut de rien; l'âge où il eut des convulsions n'étant pas celui où les enfants parlent d'ordinaire, on ne s'étonna pas de ne point l'entendre, et l'on se contenta d'appeler retard ce qui n'était malheureusement que l'effet de cette affreuse infirmité. »

Tel est le tableau fidèle de la plupart des cas de surdi-mutité déterminée par les convulsions.

Malheureusement les parents ne sont pas toujours aussi attentifs, de sorte que ces accidents nerveux passent inaperçus lorsqu'ils n'ont pas un caractère aussi tranché, et les enfants qui perdent l'ouïe par cette cause sont considérés comme sourds de naissance.

Nous citerons ici un de ces cas qui passent pour être d'origine congénitale, parce qu'il est difficile d'en découvrir exactement la cause, mais qui, cependant, suivant toute probabilité, sont dus aux convulsions ou à quelque autre maladie de l'enfance.

358e Obs. — Le jeune Paul F...., né à Brest en 1857, entrait à l'institution de Paris au mois d'octobre 1866.

C'était un enfant petit, de faible constitution et un peu lymphatique. L'appareil auditif externe était régulier et ne présentait aucune trace de lésion antérieure. Du côté de l'appareil de la vision, on remarquait que cet enfant était atteint de strabisme externe.

La cophose était complète.

Voici la note qui fut transmise par le médecin qui le soigna dans son enfance :

« L'enfant a été nourri par sa mère qui est d'une petite stature, ainsi que le père de l'enfant; mais tous deux jouissent habituellement d'une bonne santé, et ne sont atteints ni l'un ni l'autre d'aucune infirmité.

« L'enfant est d'une complexion faible et délicate; la dentition s'est faite de la manière la plus heureuse et la plus régulière.

Il a commencé à marcher à 15 mois; il a beaucoup de vivacité dans tous les mouvements; et depuis les premiers temps de sa naissance, il a conservé l'habitude, quand il souffre ou quand il se fâche, de se renverser fortement et brusquement la tête en arrière. Celle-ci est d'une grosseur proportionnée à toute l'habitude du corps.

« Bien portant en ce moment, l'enfant paraît être fort intelligent, il a eu 9 ans le 4 avril dernier. Pendant la première année, il a été presque constamment malade; mais plus particulièrement durant les quatre premiers mois.

« L'enfant n'avait que 8 ou 10 jours lorsqu'il fut atteint d'une variolette. A six semaines, le lendemain ou le surlendemain de sa première sortie, on observa un peu de tuméfaction de la parotide et des glandes cervicales du côté droit.

« Cette tuméfaction, combattue par tous les moyens appropriés, n'en prit pas moins un volume considérable et se termina au bout d'un mois environ par suppuration. L'abcès fut ouvert, et après l'issue, pendant plusieurs jours, d'une quantité notable d'un pus de bonne nature, sans aucune odeur; peu à peu la tumeur se dissipa, et un mois après il ne restait sur le siége qu'elle occupait absolument rien d'apparent qu'une petite cicatrice de couleur blanche, résultant de la ponction faite avec la pointe d'une lancette.

Aujourd'hui cette cicatrice est presque imperceptible, et jusqu'à ce jour, on n'a plus observé le moindre engorgement glanduleux nulle part.

« Pendant le temps qu'a existé la tumeur du cou et de la joue, l'enfant a éprouvé *plusieurs fois des convulsions, qui ont paru compromettre sérieusement son existence;* et après, dans le cours de la première année, à des intervalles plus ou moins éloignés, il a encore éprouvé quelques convulsions, pendant qu'il était en proie à une colite diarrhéique, compliquée d'un amaigrissement voisin du marasme.

« Les commencements de la seconde année n'ont pas été, à beaucoup près, aussi déplorables pour ce cher enfant, bien qu'il ait été cependant quelquefois indisposé. Quant aux expériences qui ont été faites, pour constater l'existence de la surdité, telles que celles du sifflet, de la sonnette, etc., etc., elles n'ont eu pour résultat que la confirmation de ce que l'on redoutait. Après tout ce qui précède, ne peut-on pas penser que cet enfant n'est pas atteint de surdité congénitale, et que son infirmité peut fort bien n'être que le résultat fâcheux de toutes les maladies que ce malheureux enfant a éprouvées depuis sa naissance? »

§ II.

Méningites; accidents cérébraux.

Sur 311 cas de surdi-mutité accidentelle, 53 ont eu pour cause des méningites ou autres accidents cérébraux divers.

5	de la naissance à 1 an.
7	de 1 à 2 ans.
8	de 2 à 3 ans.
6	de 3 à 4 ans.
9	de 4 à 5 ans.
8	de 5 à 6 ans.
4	de 6 à 7 ans.
4	de 7 à 8 ans.
1	à 8 ans.
1	à 10 ans.
53	

Nota. Les observations de méningites ou autres accidents cérébraux ne présentant rien de particulier, nous croyons inutile de les reproduire ici.

§ III.

Fièvre typhoïde.

Sur 311 cas de surdi-mutité accidentelle, 47 sont causés par la fièvre typhoïde :

2	de la naissance à 1 an.
5	de 1 à 2 ans.
8	de 2 à 3 ans.
12	de 3 à 4 ans.
5	de 4 à 5 ans.
6	de 5 à 6 ans.
4	de 6 à 7 ans.
3	de 7 à 8 ans.
8	de 2 à 9 ans.
Tot. 47	

Dans 8 de ces cas, la fièvre typhoïde a déterminé des otites aiguës qui ont causé des désordres graves dans l'appareil de l'audition.

Tous ces cas de fièvre typhoïde étaient caractérisés par le type cérébral.

§ IV.

Inflammation de l'appareil auditif externe.

Sur 311 cas de surdi-mutité accidentelle, 43 sont dus à des inflammations aiguës ou chroniques de l'appareil auditif externe. Dans 22 de ces cas, l'inflammation était de nature strumeuse ; dans 21, elle était de nature catarrhale ou phlegmoneuse.

§ V.

Fièvres éruptives.

Les cas de surdi-mutité causés par les fièvres éruptives ne sont pas aussi nombreux qu'on le croit généralement.

Sur 311 sujets devenus sourds accidentellement, 24 doivent leur infirmité à des fièvres éruptives.

12 à la rougeole.
8 à la varioloïde.
3 à la scarlatine.
1 au purpura.

§ VI.

Causes traumatiques.

Sur 311 sujets devenus sourds après la naissance, 15 ont perdu l'ouïe, par cause traumatique.

215e Obs. — Le jeune V..., âgé de 15 mois, tombe dans une fontaine ; une otite aiguë se déclare et l'enfant perd l'ouïe.

207e Obs.—Le jeune B..., de Bordeaux, fait une chute de 1 mètre de haut vers l'âge de 1 an ; l'ébranlement cérébral qui en résulte détermine chez l'enfant quelques mouvements convulsifs et la perte de l'ouïe.

246e Obs.—Le jeune B..., de Puteaux, perd l'ouïe, à l'âge de 4 ans, à la suite d'un ébranlement cérébral causé par une chute.

265e Obs. — M..., élève fort intelligent de l'institution de Paris, fit une chute dans l'eau à l'âge de 8 ans. Quelque temps après, une otite aiguë se déclara et l'enfant perdit l'ouïe ; il conserve encore l'usage de la parole, mais il le perd tous les jours, faute d'exercice.

415e Obs. — Louisette X..., élève des écoles municipales des sourds-muets de Paris, étant en nourrice, fit une chute dans le feu vers l'âge de 15 mois. Cette enfant est maintenant âgée de 12 ans ; elle présente une large cicatrice de brûlure dans la région temporale et auriculaire gauche.

De ce côté, la membrane du tympan et la chaîne des osselets sont détruites

L'oreille droite ne présente rien d'anormal; l'ouie est cependant abolie des deux côtés.

440e Obs. — Désiré H..., élève des mêmes écoles, fit également une chute dans le feu, vers l'âge de 5 mois, d'où résulta une large brûlure de la région auriculaire droite ; l'oreille de ce côté suppura pendant longtemps.

A l'examen, on trouve les tympans détruits et des bourgeons charnus tapissant les parois de la caisse. A gauche, tympan noir. Cophose des deux côtés.

472e Obs. — En 1866, L..., d'Alfort, présentait au Dr Blanchet une petite fille de 3 ans.

Cette enfant avait perdu l'ouïe vers l'âge de 18 mois, à la suite d'une chute d'environ 1 mètre de haut.

Cette chute avait déterminé chez l'enfant une commotion cérébrale dont elle ne guérit qu'au bout de neuf mois, et qui causa chez elle la perte complète de l'ouïe.

Nous nous bornons à citer ces quelques faits de surdi-mutité d'origine traumatique.

§ VII.

Causes diverses.

1° *Travail de l'accouchement.* — Sur 500 cas de surdi-mutité, nous avons trouvé 10 cas dans lesquels l'accouchement avait été long et difficile.

Dans ces 10 cas, la longueur du travail a-t-il causé la surdité?

Bien qu'il ne soit pas possible de rien affirmer à ce sujet, il est probable que c'est là la cause d'un certain nombre de surdités, qui sont regardées comme congénitales.

2° *Frayeurs, émotions morales vives éprouvées par les mères, pendant leur grossesse.* — Dans la surdi-mutité dite congénitale, environ 1/5 des mères attribuent l'infirmité de leurs enfants à une violente frayeur, à une émotion vive, qu'elles ont éprouvées pendant leurs grossesses. Dans la grande majorité des cas, cette explication nous a paru dénuée de valeur. Il est cependant quelques faits qui semblent se lier à cette cause. Les troubles de la grossesse peuvent, en effet, déterminer des maladies fœtales de nature à engendrer la surdité, ou prédisposer l'enfant, après sa naissance, à des affections nerveuses qui sont cause directe de cette infirmité.

485e Obs. — En 1865, une femme demeurant rue Lafayette, n° 223, apportait à la consultation du Dr Blanchet, un enfant âgé de 3 ans, qui ne parlait pas et n'avait jamais paru entendre.

Cette femme racontait qu'étant enceinte de sept mois, elle fut horriblement frappée par la perte subite qu'elle fit de ses deux filles aînées.

Ces deux enfants, en effet, se promenant dans un jardin, avaient mangé des baies de belladone, qu'elles avaient prises pour des cerises. Les symptômes de l'empoisonnement ne tardèrent pas à se déclarer, et, lorsqu'elles furent apportées à leur mère, elles étaient dans un état tétanique horrible. Elles succombèrent.

La mère, frappée si subitement et si terriblement, fut pendant longtemps dans un état voisin du délire.

Elle accoucha cependant à terme, mais le travail de l'accouchement dura cinquante-huit heures; l'enfant naquit cyanosé ; il fallut pour le ramener à la vie pratiquer l'insufflation.

Cet enfant, quoique chétif, ne fut pas malade dans les cinq premiers mois de la vie ; mais au sixième mois, lorsque les premières dents commencèrent à paraître, il eut de violentes convulsions, dont il ne se guérit que vers l'âge de 15 mois. Nous ignorons s'il est né sourd ou s'il l'est devenu à la suite de ces convulsions. Quoiqu'il en soit, il est probable que le violent chagrin qu'éprouva la mère, pendant sa grossesse, n'est pas étranger à son infirmité. L'exploration de l'appareil auditif ne révélait rien de particulier.

449e Obs. — J..., né à Vaux (Aisne). En 1866, la femme J... se présentait à la consultation du Dr Blanchet.

Elle apportait un enfant âgé de 3 ans, privé de l'ouïe et de la parole.

Cette femme, avant d'accoucher de ce dernier enfant, en avait déjà eu 6, tous vigoureux et bien constitués.

Elle attribuait l'infirmité de son dernier enfant, à une vive frayeur qu'elle avait éprouvée pendant sa grossesse.

Cette femme racontait, en effet, en rougissant, qu'étant enceinte de cinq ou six mois, et se trouvant seule avec un homme, celui-ci *essaya de la subtiliser*, et se conduisit si brutalement, que, prise d'une violente terreur elle tomba sans connaissance. Depuis lors cette femme fut sujette à des accidents hystériformes.

Son accouchement se passa bien ; l'enfant qu'elle mit au monde eut des convulsions dans les premiers mois de la vie ; il n'était pas sourd, et parlait déjà à 15 mois. Vers l'âge de 23 mois il fut pris subitement d'une fièvre cérébrale dont il ne guérit qu'au bout de trois mois, et qui détermina chez lui la perte complète de l'ouïe.

Cet enfant est très-irascible ; la moindre contrariété l'exaspère ; tous nos efforts pour explorer l'appareil auditif sont sans succès.

70e Obs. — S..., né à Tançon (Charente-Inférieure), sourd-muet de naissance.

La mère de cet enfant, étant enceinte de six mois, fut surprise, dans les champs, par un violent orage.

Elle se réfugia dans une cabane où elle rencontra une petite fille sourde-muette.

La vue de cette enfant l'impressionna beaucoup.

Pendant le reste de sa grossesse elle craignit, dit-elle, d'accoucher d'un enfant sourd-muet.

L'enfant qu'elle mit au monde fut, en effet, sourd-muet.

44e Obs. — Adèle L..., née à Pierrefond (Oise).

La jeune Adèle commençait à articuler quelques mots vers l'âge de 15 mois, lorsqu'elle perdit subitement l'ouïe à la suite de convulsions.

Sa mère était petite, mais fortement constituée. Le père, quelques années après son mariage, s'adonna avec passion au jeu et à la chasse et négliga ses enfants.

Il fut souvent poursuivi pour délits de chasse, et ces poursuites plongeaient la mère dans les plus grandes terreurs.

Elle eut six enfants :

Les deux premiers n'avaient aucune infirmité, le troisième devint amaurotique à la suite de convulsions.

Le quatrième eut également des convulsions qui déterminèrent chez lui une faiblesse de la vue.

Le cinquième est la sourde-muette en question.

Le sixième est mort en bas âge de convulsions.

Il est digne de remarque que les grossesses de la femme L..., qui ont coïncidé avec les peines et les chagrins de ménage, ont produit des enfants nerveux qui n'ont pas tardé à être frappés, deux de paralysie du nerf optique ; un de paralysie du nerf auditif, et un quatrième a succombé à des troubles cérébraux.

La sourde-muette dont il est ici question est morte en couche à la Maternité. Son dernier enfant entend. Elle avait eu, d'une première couche, deux jumaux du sexe masculin qui sont morts du carreau, l'un à dix-huit mois et l'autre à vingt. Ces deux enfants entendaient et parlaient.

314e Obs. — En 1863, une femme H..... se présentait au dispensaire du Dr Blanchet. Elle amenait un enfant âgé de 10 ans, privé de l'ouïe et de la parole. Cette femme disait que son enfant n'avait jamais entendu ni parlé. Elle attribuait son infirmité aux mauvais traitements dont elle avait été l'objet, de la part de son mari, pendant sa grossesse.

Son mari, en effet, était cabaretier ; ce malheureux était épileptique ; son caractère était si bizarre et si irascible, que la vie de sa femme était un vrai martyre. De plus, cet homme s'adonnait au vin, et dans ses fréquentes ivresses, il accablait sa femme de mauvais traitements. Celle-ci est persuadée que c'est là la cause de l'infirmité de son enfant.

3° *Cas de surdité attribués par les parents aux ablutions du baptême.* — Sur 500 cas de surdi-mutité, nous ne trouvons que 2 cas, dans lesquels les parents attribuent l'infirmité de leurs enfants aux ablutions du baptême, pendant un temps froid.

62e Obs. — L....., né à Aluse, près Saint-Léger (Saône-et-Loire), déclaré sourd de naissance. Cet enfant fut baptisé au mois de décembre, par un temps très-froid.

En rentrant chez eux, les parents s'aperçurent que ses yeux étaient rouges. Le lendemain, l'inflammation de la muqueuse oculaire était plus prononcée, et, de plus, les oreilles de l'enfant présentaient un léger suintement qui, peu à peu, devint plus abondant, et qui, au dire des parents, détermina la perte de l'ouïe.

63e Obs. — Le lendemain de son baptême, le jeune L..... (rue des Juifs, à Châlons-sur-Marne) présenta un eczéma du cuir chevelu et un catarrhe de l'oreille qui dura plusieurs mois. Ses parents croient que cette affection catarrhale de l'oreille eut pour cause l'eau froide qui, au moment du baptême, fut versée sur la tête de l'enfant.

4° *Cas de surdi-mutité attribué à une autre coutume religieuse.*

En 1865 entrait à l'institution de Paris un enfant âgé de 9 ans et demi, sourd-muet. Son père (D....., rue de l'Arbre-Sec, 8) nous raconta que cet enfant, né d'une grossesse double, avait été envoyé en nourrice avec son frère jumeau, quelques jours après leur naissance. La nourrice résidait dans le canton de Vanve (Eure-et-Loir). Dans ce pays, dit le père, se trouve une fontaine à laquelle les habitants attribuent la vertu de rendre vigoureux et forts les enfants qui y sont baignés. Cette fontaine est dédiée à saint Labre et en porte le nom. Un grand nombre d'habitants du pays y portent leurs enfants. La nourrice à qui D..... avait confié les siens, s'empressa, elle aussi, d'apporter ses deux nourrissons à la fontaine du saint. Ils y furent plongés, vers le mois de mars, par un temps assez froid, alors qu'ils étaient seulement âgés de 6 mois. Quelques jours après, l'un des deux jumeaux présenta une otorrhée abondante.

Lorsque D..... retira ses deux enfants de nourrice, l'un était privé de l'ouïe, l'autre entendait et parlait, mais sa constitution était faible et son intelligence obtuse.

5° *Cas de surdité causée par des accidents cérébraux déterminés par une violente frayeur de l'enfant.* — Ces cas de surdité, dont la cause première est une vive frayeur, sont plus fréquents qu'on n'est porté à le supposer.

Nous en possédons dix dont voici les principaux.

99e Obs. — C....., blanchisseur à Courbevoie, avait une fille âgée de 10 ans et un garçon de 6 ans. Ces deux enfants, se promenant dans les champs, aperçurent deux gendarmes qui marchaient de leur côté. Ils eurent peur et s'enfuirent; mais les gendarmes marchant plus vite qu'eux, les eurent bientôt atteints : l'un d'eux prit le jeune garçon qu'il mit sur son épaule et, pour jouer, fit semblant de vouloir l'emporter; la frayeur de l'enfant fut à son comble..... Arrivé chez ses parents, son émotion durait encore; il refusa de manger. Vers le milieu de la nuit qui suivit cet incident, cet enfant fut subitement pris d'un accès de fièvre cérébrale qui détermina chez lui la surdité.

209e Obs. — X....., né à Sablonnières (Seine-et-Marne). Vers l'âge de 15 mois, cet enfant fut vivement effrayé par un chien qui menaçait de le mordre. A la suite de cette frayeur, cet enfant eut des convulsions qui déterminèrent la surdité.

409e Obs. — J..... (rue Moret, 24) est devenu sourd vers l'âge de 1 an, à la suite de convulsions déterminées par la peur d'un coup de pistolet qui fut tiré à ses côtés.

144e Obs. — C....., né à Orchaise (Loir-et-Cher). Vers l'âge de 8 mois, cet enfant, qui jusqu'alors avait donné des signes d'audition, fut subitement effrayé par la détonation d'un coup de fusil; il eut, immédiatement après, des accès convulsifs qui se répétèrent pendant cinq jours et le privèrent de l'ouïe.

Une opération chirurgicale peut aussi déterminer des accidents cérébraux chez un enfant et causer la surdité.

Nous en avons un exemple dans la 122e observation : le jeune P..... perdit en effet l'ouïe à 4 ans, à la suite d'une fièvre cérébrale qui fut déterminée par une réduction de fracture.

TABLE DES MATIÈRES

DIVISION.. 5

PREMIÈRE PARTIE.

CHAPITRE I. — Nombre des sourds-muets, en France, d'après les documents fournis par les recencements de 1851, 1856, 1861 et 1866........................ 6

CHAPITRE II. — Classification des sourds-muets d'après la statistique générale. — Leur répartition suivant les sexes.. 8

CHAPITRE III. — Répartition proportionnelle des sourds-muets en France, d'après les recensements de 1861 et 1866. — Déductions étiologiques 11

CHAPITRE IV. — Étude comparative sur la répartition des sourds-muets, des idiots et crétins, des goîtreux, des scrofuleux et des aliénés en France...... 15

CHAPITRE V. — Nombre des sourds-muets dans quelques États de l'Europe........................ 18

SECONDE PARTIE.

CHAPITRE I. — Division des sourds-muets, en sourds-muets de naissance, et sourds-muets devenus tels après leur naissance.. 19

CHAPITRE II. — Causes prédisposantes de la surdi-mutité... 23

§ I. — Inflences climatériques, — villes et campagnes, — profession des parents........................ 23

§ II. — Constitution des sourds-muets, — leur développement organique comparativement aux enfants entendants........................ 25

§ III. — Hérédité........................ 29

§ IV. — Influence de la consanguinité sur la production de la surdi-mutité........................ 34

CHAPITRE II. — Causes de la surdi-mutité accidentelle. ... 41

§ I. — Convulsions........................ 46

§ II. — Méningites, — accidents cérébraux....... . 50

§ III. — Fièvre typhoïde........................ 50

§ IV. — Inflammation........................ 51

§ V. — Fièvres éruptives........................ 51

§ VI. — Causes traumatiques........................ 51

§ VII. — Causes diverses........................ 53

A. Parent, imprimeur de la Faculté de Médecine, rue M.-le-Prince, 31.

www.ingramcontent.com/pod-product-compliance
Ingram Content Group UK Ltd.
Pitfield, Milton Keynes, MK11 3LW, UK
UKHW021013200726
13857UKWH00004B/1433

9 782012 885103